Ralf Hillmann

Nichtraucher werden?
Rauchen aufhören?
Rauchen abgewöhnen?
Rauchen aufgeben?

Vorbereitung auf die letzte Zigarette

Nichtraucher-Kurs / Arbeitsbuch zur Raucherentwöhnung

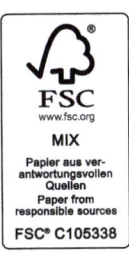

FSC
www.fsc.org
MIX
Papier aus ver-
antwortungsvollen
Quellen
Paper from
responsible sources
FSC® C105338

Hinweis zur Haftung
Die im Buch veröffentlichten Gedanken und Empfehlungen basieren auf
den Erfahrungen des Autors und wurden intensiv erarbeitet und geprüft.
Weder Autor noch Verlag können für in diesem Buch gemachte Angaben
Gewähr übernehmen. Es bleibt in Ihrer alleinigen Verantwortung als
Leser*in jede der gemachten Angaben Ihrer eigenen Prüfung zu
unterziehen. Eine Haftung für Personen-, Sach- und Vermögensschäden
ist ausgeschlossen! Auf die geltenden gesetzlichen Bestimmungen
weisen wir ausdrücklich hin!

Bibliografische Information der Deutschen Nationalbibliothek
Die Deutsche Nationalbibliothek verzeichnet diese Publikation in der
Deutschen Nationalbibliografie; detaillierte bibliografische Daten sind im
Internet über https://portal.dnb.de abrufbar.

© Copyright 2022: Hillmann, Ralf
Herstellung und Verlag: BoD – Books on Demand, Norderstedt
Autor: Ralf Hillmann
Covergestaltung: Ralf Hillmann
ISBN: 9783754383773

INHALTSVERZEICHNIS

Über dieses Buch und wie Sie damit arbeiten

Liebe Leserinnen und Leser, dieses Arbeitsbuch dient Ihnen zur Selbsthilfe bei der Rauchentwöhnung. Es unterstützt Sie dabei, den Tag, an dem Sie Ihre letzte Zigarette rauchen werden, in greifbare Nähe zu rücken. Vor der Rauchentwöhnung ist zunächst einmal eine intensive Selbstbefragung durchzuführen. Während der Arbeit mit dem Buch werden Sie unter anderem folgende Fragen klären: Weshalb fing ich überhaupt mit dem Rauchen an? Weshalb rauche ich heute noch immer? Weshalb ist es mir bisher noch nicht gelungen, aufzuhören? Welchen Nutzen hat das Rauchen für mich? Welche Nachteile des Rauchens kenne ich? Bedeutet Nichtrauchen Verzicht für mich und was kann ich tun, damit es keinen Verzicht mehr für mich darstellt? Befürchte ich Suchtverlagerungen wie etwa Gewichtszunahme etc. und wie kann ich diesen vorbeugen? Befürchte ich Entzugserscheinungen und was kann ich vorbeugend diesbezüglich machen? Ferner geht es auch darum, sich im Vorfeld über einige Themen und Fakten ausführlich Gedanken zu machen wie z.b. die folgenden: Die wahren Gründe, weshalb wir rauchen und vor allem, weshalb wir wider besseren Wissens rauchen; die wahren Gründe, weshalb es oft schwerfällt, mit dem Rauchen aufzuhören und vor allem, was zu tun ist, damit die Rauchentwöhnung möglichst leichtfällt; die möglichen Faktoren, an denen die Rauchentwöhnung eventuell scheitern könnte und vor allem, wie Rückfällen vorzubeugen ist; ob Nikotin-Ersatzprodukte sinnvoll sind etc. Und schließlich geht es dann natürlich auch noch um die Klärung der Fragen: Welche Vorteile hat das Nichtrauchen für mich? Warum möchte ich mit dem Rauchen aufhören? Möchte ich wirklich mit dem Rauchen aufhören? Wann werde ich mit dem Rauchen aufhören?

Natürlich müssen in einem Rauchentwöhnungsbuch auch die schädigenden Auswirkungen, die das Rauchen auf unsere Gesundheit hat, erwähnt werden. Im Unterschied zur üblichen Rauchentwöhnungsliteratur habe ich jedoch Wert darauf gelegt, mich zu diesem Thema sehr kurz zu fassen. Dass Rauchen der Gesundheit schadet, weiß schließlich sowieso schon jeder. Auch verzichte ich darauf, vulgäre oder abschätzige Umschreibungen und Formulierungen rund um das Thema Rauchen zu verwenden. Als Psychologischer Berater habe ich die Erfahrung gemacht, dass es für die erfolgreiche Rauchentwöhnung viel Wichtigeres gibt, als die Klienten permanent auf die gesundheitsschädlichen Folgen oder andere Unannehmlichkeiten des Rauchens hinzuweisen. Deshalb gibt es bei der Ihnen bevorstehenden Selbstreflexion, zu der dieses Buch Sie Schritt für Schritt anleitet, viel mehr zu entdecken und zu erkennen als nur, dass Rauchen schädlich und lästig für Sie selbst und andere ist.

Jeder Raucher ist individuell und unterscheidet sich zu allen anderen Rauchern. Der eine raucht mehr, der andere weniger. Dem einen fällt es leichter, dem anderen schwerer, mit dem Rauchen aufzuhören. Die psychologischen Ursachen für das Rauchen und weshalb es schwerfällt, damit aufzuhören, sind jedoch im Kern bei fast allen gleich. Einerseits mit dem Rauchen aufhören zu wollen, und andererseits weiterhin zu rauchen, ist auf ein Wirrwarr an inneren Widersprüchen und Unklarheiten zurückzuführen. Und deshalb geht es in diesem Buch genau darum, Ordnung in dieses innere Durcheinander zu bringen. Erst wenn Sie in Ihrem Inneren aufgeräumt haben, können Sie klar erkennen, was Sie wirklich wollen! Erst wenn Sie erkennen, was Sie wirklich wollen, können Sie eine klare, bewusste Entscheidung treffen! Erst wenn Sie eine klare, bewusste Entscheidung treffen, können Sie entschlossen auf Ihr Ziel zugehen! Erst wenn Sie entschlossen auf Ihr Ziel zugehen, werden Sie es erreichen!

<u>Kurze Gebrauchsanleitung:</u> Lesen Sie dieses Buch zunächst einmal in Ruhe von Anfang bis Ende sehr aufmerksam durch. Bei diesem ersten Durchlesen widmen Sie sich noch nicht der Beantwortung der Fragen. Es reicht, wenn Sie sich erst einmal einen Überblick darüber verschaffen, was das Buch im Einzelnen an Informationen und Fragen für Sie bereithält. Erst wenn Sie alles gelesen und angeschaut haben, nehmen Sie das Buch erneut zur Hand und beginnen mit der Ausarbeitung. Sie können Ihre Gedanken direkt im Buch notieren oder – falls Sie mehr Platz benötigen bzw. mit der eBook-Ausgabe arbeiten – separate Arbeitsblätter für Ihre Aufzeichnungen verwenden.

Viel Freude auf dem Weg vom Raucher zum Nichtraucher!

Ihr Ralf Hillmann

ÜBER DAS RAUCHEN UND DAS NICHTRAUCHEN

Der Rauchentwöhnungskurs beginnt

Wie bereits in der Einleitung des Buches angekündigt, gehe ich davon aus, dass jeder, der darüber nachdenkt, sich das Rauchen abzugewöhnen, im Grunde weiß, welche Nachteile und schädigenden Auswirkungen man mit dem Rauchen für sich selbst und andere in Kauf nimmt. Es mag einige unverbesserliche Raucher geben, denen die Nachteile des Rauchens egal sind und die auch nicht an die schädliche Wirkung von Zigaretten glauben – zumindest behauptet das der ein oder andere von sich. Ob jene Menschen das nun tatsächlich so sehen oder ob sie es nur behaupten – vielleicht aus bewussten oder unbewussten Motiven – muss uns hier nicht interessieren, denn die Vermutung liegt nahe, dass solche eingefleischten Raucher dieses Buch sowieso nicht lesen werden. Lesen werden es jene Raucher, die die Nachteile kennen und sich deswegen wünschen oder zumindest die Hoffnung in sich tragen, das Rauchen eines Tages oder vielleicht sogar schon sehr bald unterlassen zu können. Wozu sollte ich Sie also nachfolgend mit einer schier endlosen Aneinanderreihung zahlloser Nachteile, schädigender Substanzen und verstörender Fakten behelligen? Ich möchte die Nachteile des Rauchens deshalb nur auf lediglich einer einzigen Buchseite ganz kurz für Sie zusammenfassen.

In der gängigen Raucherentwöhnungsliteratur ist es üblich, die manipulative Beeinflussung der Tabak-Werbe-Industrie in aller Drastik und Dramatik aufzuzeigen. Ich habe in all den Jahren, in denen ich als Psychologischer Berater mit Rauchern daran arbeitete, zum Nichtraucher zu werden, die Erfahrung gemacht, dass das in dieser Intensität nicht erforderlich ist. Dass die Zigarettenindustrie mit ihrer Werbung Nonsens verzapft, weiß schließlich wirklich jeder. Es reicht, diese Kenntnisse – genauso wie jene über die Schädlichkeit des Rauchens – in der Vorbereitungsphase der Rauchentwöhnung nur etwas mehr ins Bewusstsein zu rücken. Aus diesem Grund fasse ich mich auch diesbezüglich sehr kurz und bündele Ihnen das Thema Tabak-Werbe-Industrie ebenfalls nur auf einer einzigen Buchseite.

Die Nachteile des Rauchens auf einen Blick

Rauchen ist ungesund: Dass Rauchen der Gesundheit schadet, ist heute wissenschaftlich belegt. Mit modernen Analysenmethoden lassen sich im Tabakrauch über 9.000 verschiedene Substanzen aus unterschiedlichen Stoffklassen nachweisen. Mindestens 65 dieser Stoffe sind als krebserregend identifiziert und allgemein anerkannt. Krebs sowie Herz- und Gefäßkrankheiten sind die häufigsten Folgen des Rauchens. Herz- und Gefäßerkrankungen ziehen wiederum unzählige körperliche, geistige und seelische Beeinträchtigungen nach sich. Raucher haben ein fünfzehnmal höheres Risiko an Lungenkrebs zu erkranken als Nichtraucher. In Deutschland sterben jährlich etwa 45.000 Menschen allein nur an Lungenkrebs (3.000 Nichtraucher + 42.000 Raucher = 45.000 Lungenkrebstote)! (Siehe auch Quellennachweise hinten im Buch).

Rauchen ist teuer: Die meisten Raucher konsumieren ein Päckchen pro Tag. Das sind in zehn Jahren etwa 21.000 bis 24.000 EUR. Tabaksteuer und Tabakpreise werden seit vielen Jahren kontinuierlich teurer. Es fällt nicht schwer, sich auszurechnen, was man in zehn, zwanzig, dreißig und mehr Jahren für das Rauchen ausgibt. Die Summe würde beispielsweise für viele schöne Urlaube reichen.

Rauchen hinterlässt hässliche Spuren wie gelbe Zähne, gelbe Fingerspitzen, nach abgestandenem Rauch riechende Haut, Haare, Klamotten, Gegenstände, Räume etc., rauchiger Atem, Zahnfleischschädigungen, ungesunder Teint wegen schlecht durchbluteter Körper- und Gesichtshaut und vieles mehr!

Rauchen beschädigt die soziale Achtung: Rauchen gilt in der Öffentlichkeit nicht mehr überall – wie noch vor einigen Jahren – als völlig akzeptables soziales Verhalten – zumindest dann nicht, wenn es darum geht, im Beisein von Nichtrauchern zu rauchen. Früher war das kein Problem. Heute ernten Raucher nicht selten Missbilligung, wenn sie es sich herausnehmen, in der Anwesenheit anderer zu rauchen.

Nikotin ist eine Droge: Das im Tabak enthaltene Nikotin ist eine Droge! Warum das hier abschließend noch kurz als schädigender Nachteil des Rauchens Erwähnung findet, versteht sich von selbst.

Die manipulative Tabak-Werbe-Industrie auf einen Blick

Die Tabakindustrie suggeriert uns, Rauchen würde Freiheit, Spaß, Entspannung, Coolness, Persönlichkeit, Stärke, Welterfahrenheit und vieles mehr bedeuten. Auch wenn jeder eigentlich weiß, dass das schlichtweg nicht stimmt, so gibt es dennoch Anteile in uns, die diese Behauptungen unbewusst abgespeichert haben und unterbewusst für wahr halten.

Wie Zigarettenwerbung konzipiert werden muss, damit solche offensichtlichen Lügen sich dennoch als Wahrheiten im Bewusstsein der Menschen festsetzen, weiß die Tabakindustrie selbstverständlich ganz genau.

Das Wissen darüber, wie Bilder und Sprache suggestiv, hypnotisch und manipulativ ihre Wirkung entfalten, stammt aus fundierten Erkenntnissen der Psychologie und kognitiven Neurowissenschaft. Kein Wunder also, dass wir von Zigarettenwerbung beeinflusst werden, ohne dass es uns überhaupt auffällt.

Die Informationen aus der Zigarettenwerbung kommen nicht direkt in unserem Bewusstsein an, nein, so dumm sind wir schließlich nicht, dass wir diesen offensichtlichen Lügen Glauben schenken würden.

Zigarettenwerbung ist ganz bewusst so gestrickt, dass sie überwiegend in unser Unterbewusstsein eindringt und von dort aus unbemerkt auf unser Denken, Fühlen und Handeln Einfluss nimmt.

Die gute Nachricht ist: Aus gutem Grund ist Tabakwerbung heutzutage in vielen Ländern nur noch sehr eingeschränkt erlaubt.

Weshalb wir rauchen

Als Jugendliche wünschen wir uns oft, schon erwachsen zu wirken. Jungs wollen den Mädchen imponieren und Mädchen den Jungs. Aus der Sicht der Jugendlichen ist Rauchen ein Privileg der Erwachsenen. Erwachsene sind Vorbilder von Kindern und Jugendlichen. In der Wahrnehmung der Jungs stellt Rauchen oft ein Zeichen von männlicher Reife und Stärke dar. Mädchen betrachten rauchende Frauen häufig als selbstbewusst, cool und weltoffen.

Die meisten Raucher haben demnach in jungen Jahren mit dem Konsumieren von Zigaretten angefangen. Vereinfacht gesagt, haben sie es sich von ihren erwachsenen Vorbildern oder von ihren gleichaltrigen Sozialkontakten abgeschaut. Raucher, die erst als Erwachsene mit dem Rauchen anfingen, haben sich das Rauchen meistens deshalb angewöhnt, weil es ihnen andere Menschen, mit denen sie befreundet oder einfach sehr häufig zusammen waren, vorgemacht haben. Um dazuzugehören, begannen sie irgendwann auch damit.

Ob wir nun in jungen Jahren oder erst als Erwachsene mit dem Rauchen beginnen, wir tun es nur deshalb, weil andere es uns vormachen. Sind wir dann selbst zum Raucher geworden, sind wir es, die wiederum andere dazu bringen, mit dem Rauchen anzufangen.

Ob wir das bewusst tun oder nicht, wir sind in jedem Fall Vorbilder für andere. Vor allem sind wir das für jene Menschen, mit denen wir am engsten in Kontakt stehen – beispielsweise für unsere Kinder – von anderen Familienmitgliedern, Freunden, Bekannten und Verwandten ganz abgesehen.

Durch das, was unsere Vorbilder, an denen wir uns orientieren, uns vorleben sowie durch die subtile Beeinflussung der Tabakwerbeindustrie kommen wir mit der Zeit unbewusst zu Glaubenssätzen (Überzeugungen), die sich bei genauerem Hinsehen bzw. bei gezielter, rationaler, bewusster Hinterfragung als Irrtümer identifizieren lassen.

Solche im Unterbewusstsein erzeugten Glaubenssätze, die in Wahrheit kognitive Irrtümer sind, können z.B. sein:

- Rauchen beschert Freiheit
- Rauchen ist ein Zeichen von Weltoffenheit
- Rauchen macht welterfahren
- Rauchen macht Spaß
- Wenn ich rauche, gehöre ich dazu
- Wenn ich rauche, bin ich männlicher bzw. weiblicher
- Mit dem Rauchen werde ich erwachsen
- Rauchen vertreibt Langeweile
- Rauchen bringt Entspannung
- Rauchen wirkt gegen Stress
- Rauchen macht mich zu einer coolen Persönlichkeit
- Rauchen ist ein Zeichen von Luxus
- Rauchen ist ein Genuss
- Rauchen ist ein Ausdruck von Selbstbestimmung
- Wenn ich rauche, wirke ich selbstbewusst
- Rauchen macht sexy
- Rauchen hilft gegen Wut
- Rauchen hilft gegen Einsamkeit
- Rauchen hilft gegen Frust
- Rauchen heißt, Pause machen
- Rauchen gehört einfach nach dem Sex dazu
- Rauchen gehört einfach zu einer Tasse Kaffee dazu
- Rauchen gehört einfach nach dem Essen dazu

Vielleicht möchte jetzt der eine oder andere einwenden, dass das, was hier soeben als kognitive Irrtümer aufgezählt wurde, gar nicht wirklich stimmen würde. Schließlich bringe das Rauchen doch z.B. sehr wohl Entspannung. Dazu möchte ich Folgendes sagen: Das Rauchen bringt einem Raucher zwar im ersten Moment Entspannung, diese rührt aber nur daher, weil seine Rauchergewohnheit dabei Befriedigung findet und seinem Körper dabei das ihm fehlende sowie die Gewohnheit verstärkende Nikotin zugeführt wird. Danach nehmen die Befriedigung und der Nikotinspiegel im Blut bereits wieder ab, und innerhalb von einer halben Stunde rutscht er schon wieder in das Gefühl der

Anspannung zurück. Mit dem Griff zur nächsten Zigarette versucht er sich dann bald wieder etwas Entspannung zu verschaffen. Das ist ein ständiger Wechsel zwischen Anspannung und Entspannung, den ein Nichtraucher gar nicht kennt. Ein Nichtraucher muss weder die Gewohnheit des Rauchens befriedigen, noch verlangt sein Körper nach Nikotin. Ein Raucher muss durch das Rauchen einer Zigarette etwas gegen seine Anspannung tun, die er gar nicht hätte, wenn er Nichtraucher wäre. Dass Rauchen Entspannung bringt, ist also ein Irrtum, der auf einer kognitiven Dissonanz basiert. Genauso, wie es alle oben aufgezählten Aspekte und Behauptungen bei näherer Betrachtung auch sind.

Weshalb wir wider besseren Wissens rauchen

Wenn wir doch alle wissen, dass Nikotin eine Droge ist; die Suggestionen der Tabakindustrie manipulative Marketinglügen sind; Rauchen unserer Gesundheit beträchtlich schadet und wir viel Geld dafür zu zahlen haben, warum rauchen wir dann überhaupt noch? Die Antwort ist ganz einfach: Irgendwann rauchen wir aus Gewohnheit.

Was ist Gewohnheit? Vieles von dem, was wir täglich oder regelmäßig (immer wiederkehrend) tun, tun wir aus Gewohnheit. Gewohnheit ist grundsätzlich lebensnotwendig. Wenn wir nicht vieles, was wir denken, fühlen und tun aus Gewohnheit denken, fühlen und tun könnten, müssten wir jeden Tag, ja jede Stunde und jede Minute immer alles ganz neu denken, fühlen und tun. Wir würden aus unseren Erfahrungen nichts lernen und müssten immer und ausnahmslos alles neu erfinden. Alles immer wieder neu probieren. Alles Denken, Fühlen und Tun stets wieder ganz von vorne beginnen. Zu solch einer geistigen Leistung wären wir gar nicht fähig. Wir sind nur deshalb nicht mit unserem Denken, Fühlen und Handeln hoffnungslos überfordert, weil vieles – wenn nicht sogar das allermeiste – quasi wie von selbst aus Gewohnheit geschieht. Wir sind sozusagen dazu in der Lage, auf Autopilot zu schalten. Was tun wir nicht alles aus Gewohnheit. Wir stehen morgens zur gewohnten Zeit auf; gehen abends zur gewohnten Zeit ins Bett; trinken immer zur gewohnten Zeit, zu den gewohnten Anlässen und auf die gewohnte Weise Kaffee, Tee, Alkohol, Limo,

Saft, Wasser etc.; gehen immer in die gewohnten Läden einkaufen; konsumieren die gewohnten Produkte; fahren die gewohnten Wege zur Arbeit oder sonst wohin; bewerten und beurteilen die Dinge so, wie wir gewohnt sind sie zu bewerten und zu beurteilen; <u>tun</u> die Dinge so, wie wir gewohnt sind sie zu tun, <u>denken</u> über die Dinge so, wie wir gewohnt sind über sie zu denken; <u>fühlen</u> so, wie wir es gewohnt sind zu fühlen.

Alles hat Vor- und Nachteile. Jede Medaille hat zwei Seiten. So ist es nicht verwunderlich, dass auch Gewohnheit nicht nur Vorteile hat. Im Grunde ist es sogar so, dass viele von uns bei dem Wort „Gewohnheit" sofort an deren Nachteile denken. Gewohnheit sei verantwortlich dafür, dass unser Leben oft stagniert und vor allem unser Alltag sich langweilig, festgefahren und eintönig anfühlt. Tatsächlich haben wir der Gewohnheit aber viel mehr zu verdanken, als dass wir Gründe hätten, uns über sie zu beklagen. Tatsächlich ist nicht die Gewohnheit verantwortlich für Langeweile, Festgefahrensein, Eintönigkeit etc. sondern wir sind es selbst. Genauso ist es, wenn es um das Rauchen geht. Der Hauptgrund, weshalb wir rauchen, ist zwar Gewohnheit, die Hauptverantwortlichen für diese Gewohnheit sind jedoch wir selbst. Leiden wir an einem Mangel an Selbstachtung und Selbstführung, erkennen wir nicht, welche Gewohnheiten uns guttun, und noch viel weniger, welche uns schaden.

(Selbstführung ist die Fähigkeit, das eigene Denken, Fühlen und Handeln selbst beeinflussen und lenken zu können. Besitzen wir Selbstführung, sind wir dazu in der Lage, uns selbst auf unsere Ziele zuzubewegen. Selbstführend gestalten wir unser Leben.)

Rauchen ist in erster Linie eine Gewohnheit. Ob wir eine Gewohnheit als Gewohnheit erkennen; ob wir Gewohnheiten wertschätzen, die wir als gute, hilfreiche Gewohnheiten erkennen; ob wir Gewohnheiten verändern, die wir als schlechte, schädliche Gewohnheiten erkennen, liegt jeweils in unseren eigenen Händen.

Keine Angst vor Entzugserscheinungen

Vielleicht denkt an dieser Stelle gerade mancher Leser, ich würde hier den Suchtfaktor, der dem im Tabak enthaltenen Nikotin zuzuschreiben ist, ganz und gar außer Acht lassen. Schließlich sei das Nikotin bzw. die Sucht doch in Wahrheit der Hauptgrund, weshalb man rauchen würde.

Dazu kann ich Folgendes sagen: Ja, Nikotin ist eine Droge. Und ja, Nikotin macht süchtig. Und nochmal ja, auf einen Suchtstoff, an den man sich gewöhnt hat, wieder zu verzichten, ist schwieriger, als auf einen Stoff zu verzichten, der keinen Suchtcharakter hat. Es ist aber heute allgemein bekannt und auch anerkannt, dass Nikotin zu den sehr leichten Drogen zählt. Nikotin ist eine Droge, die bei einem Entzug fast gar keine körperlichen Entzugserscheinungen bereitet. Das, was wir als Entzugserscheinungen wahrnehmen, sind in Wahrheit keine realen medizinischen Entzugserscheinungen, sondern zum aller größten Teil negative Gefühle, die aus kognitiven Dissonanzen resultieren. Ich möchte „kognitive Dissonanzen" hier nur ganz kurz und sehr vereinfacht erklären: Wir alle haben Überzeugungen, Einstellungen, Ansichten, Wertvorstellungen, Wünsche, Interessen, Begehren, Ziele etc., aber nicht alle sind miteinander vereinbar. Manche stehen im Widerspruch zueinander und lassen sich ohne eine entsprechend bewusste Reflexion nicht miteinander in Einklang bringen bzw. klären. Da die Anzahl unserer inneren Gegensätze bei jedem von uns groß ist, sind wir oft gar nicht in der Lage, über alle diese inneren Diskrepanzen bewusst nachzudenken. Wir alle müssen deshalb mit einer gewissen Anzahl kognitiver Wirrungen bzw. mit unseren inneren Konflikten (Dissonanzen) und den dabei entstehenden unangenehmen Gefühlszuständen leben.

Wir alle leben in einer Komfortzone aus vielen Gewohnheiten. In dieser Komfortzone geben wir uns bereitwillig unseren Gewohnheiten hin. Weil es so schön bequem ist, erlauben wir uns in dieser Komfortzone, unsere inneren Widersprüche und Ungereimtheiten zu tolerieren. Es dauert nicht lange, bis wir uns an sie gewöhnen. So kommt es, dass wir Dinge tun, die eigentlich gar nicht zu unseren innersten Überzeugungen, Ansichten, Absichten, Prioritäten, Wünschen und Zielen passen. Solche *inkongruenten*

Bequemlichkeitshandlungen können z.B. folgende sein: Wir kaufen billiges Fleisch aus der Massentierhaltung, obwohl wir so ganz und gar nicht damit einverstanden sind, dass Tieren solch schreckliches Leid angetan wird; wir tun wissentlich Dinge, die extrem Umweltbelastend sind, obwohl uns die Umwelt nicht egal ist und wir manches anders machen könnten; wir finden es schade, dass es immer weniger kleinere Läden in den Innenstädten gibt, kaufen aber selbst fast nur in den großen Discountern oder sogar im Internet ein; und so konsumieren wir auch Tabak, obwohl wir wissen, dass es schade um das viele Geld ist; wir rauchen eine Zigarette nach der anderen, obwohl wir wissen, dass wir damit unserer Gesundheit schaden und viele andere Nachteile mehr in Kauf nehmen; ja, wir rauchen immer weiter, obwohl wir wissen, dass Gesundheit unser höchstes Gut ist.

Alle diese *inkongruenten* Handlungen existieren aufgrund kognitiver Dissonanzen, sie basieren auf inneren Widersprüchen, die man aus Gewohnheit und weil es so bequem ist, lieber nicht tiefer hinterfragt. Es ist leichter, das eigene Gewissen immer wieder mit irgendwelchen Ausreden zu beruhigen, als sich der inneren Gegensätze bewusstzuwerden, sich ihnen zu stellen und entsprechend *kongruent* zu handeln.

Kongruentes Handeln = *wenn man so handelt, wie es den eigenen Überzeugungen und Werten entspricht bzw. wenn man mit sich selbst in Übereinstimmung ist.*

Inkongruentes Handeln = *wenn man nicht so handelt, wie es den eigenen Überzeugungen und Werten entspricht bzw. wenn man mit sich selbst nicht in Übereinstimmung ist!*

Je mehr wir an einem Mangel an Selbstachtung und Selbstführung leiden, umso weniger sind wir bereit, uns über unsere inneren Widersprüche bewusstzuwerden. Je bewusster wir uns selbst und die Welt wahrnehmen, umso mehr sind wir bereit, kognitive Dissonanzen zu erkennen, über sie zu reflektieren, zu neuen Erkenntnissen zu finden und *kongruent* zu handeln. Selbstachtung und Selbstführung können dabei wachsen und ziehen viele weitere positive Entwicklungen nach sich.

Zurück zum Thema Nikotin! Nikotin ist wie bereits gesagt, eine süchtig machende leichte Droge. Im Gegensatz zu härteren Drogen treten bei der Raucherentwöhnung jedoch kaum reale medizinische Entzugserscheinungen auf. Gewohnheit zu verändern, ist immer schwer. Gewohnheit, die mit einem Suchtstoff einhergeht, ist noch schwerer zu verändern. Wie schwer es ist, hängt von der Schwere der Droge ab. Nikotin ist eine leichte Droge und erschwert die Veränderbarkeit der Gewohnheit nur unwesentlich. Koffein ist ebenfalls ein leichtes Suchtmittel. Wenn man es z.b. gewohnt ist, jeden Morgen nach dem Aufstehen ein Glas Milch zu trinken, dann ist es schon allein aus der Gewohnheit heraus nicht ganz leicht, sich stattdessen anzugewöhnen, in Zukunft jeden Morgen nur noch ein Glas Wasser zu trinken. Wenn man es gewohnt ist, jeden Morgen nach dem Aufstehen eine Tasse Kaffee zu trinken, ist es durch den im Kaffee enthaltenen leichten Suchtstoff Koffein noch etwas schwerer, künftig morgens stattdessen nur noch ein Glas Wasser zu trinken. Mit dem Rauchen ist es genauso. Rauchen ist nicht nur eine einfache Gewohnheit, sondern es ist eine Gewohnheit, die durch den leichten Suchtstoff Nikotin noch etwas schwerer überwindbar ist, als Gewohnheit das ohnehin schon ist.

Die Furcht vieler Raucher, sie müssten in der Entwöhnungsphase kräftezehrende, kaum auszuhaltende, körperliche und seelische Qualen erleiden, ist unbegründet. Wer sich das Rauchen abgewöhnen möchte, sollte wissen, dass man in der Regel keine Angst vor realen, medizinischen Entzugserscheinungen haben muss. Vielmehr geht es darum, sich in der Vorbereitungsphase der Raucherentwöhnung einigen inneren Widersprüchen zu stellen, diese zu hinterfragen und somit das für das Rauchen verantwortliche Gedanken- und Gefühlswirrwarr ein wenig aufzuräumen!

Weshalb es schwerfällt, mit dem Rauchen aufzuhören
Wenn wir über einen längeren Zeitraum rauchen, gewöhnen wir uns daran. Mit dem Rauchen aufzuhören bedeutet, die Komfortzone der Gewohnheit zu verlassen und Veränderung zuzulassen. Mit jeder Veränderung betreten wir aber immer auch

ungewohntes Terrain. Wenn wir ungewohntes Terrain betreten, müssen wir uns auf etwas Neues einlassen. Sich auf etwas Neues einzulassen, ist immer auch mit Angst, Unsicherheit, Arbeit, Aufwand oder Anstrengung verbunden. Wir müssen manches neu denken, fühlen und tun. Diese Arbeit bedeutet immer auch Zeit- und Kraftaufwand. Bis alte Gewohnheit durch diese aufwändige, ängstigende, verunsichernde, anstrengende Arbeit überwunden ist und neue Gewohnheit sich einstellen kann, müssen wir eine gewisse Zeit lang die Unannehmlichkeiten der Veränderung auf uns nehmen. Das ist unbequem. Die Versuchung, in der Komfortzone zu verweilen und sich somit die mit der Veränderung verbundenen Anstrengungen zu ersparen, ist deshalb groß. Alles so zu lassen, wie es ist, auch wenn man eigentlich nicht mehr zufrieden damit ist, fühlt sich dann doch oft viel leichter und komfortabler an. So kommt es, dass wir uns auf Veränderungen nur dann sehr gerne und bereitwillig einlassen, wenn diese mit einem deutlichen Zugewinn verbunden sind. Etwa wenn wir in einer zu kleinen Wohnung leben und plötzlich die Möglichkeit bekommen, in eine größere Wohnung umzuziehen. Diese Veränderung und die damit verbundenen Anstrengungen nehmen wir dann gerne in Kauf. Sie erfüllen uns sogar mit Freude. Genauso ist es, wenn wir ansonsten etwas erhalten können, das wir uns wünschen oder unbedingt haben bzw. erreichen möchten. Wir alle leben also in unseren kognitiven Komfortzonen, in denen wir unsere inneren Widersprüche der Bequemlichkeit halber nur allzu gerne unter Verschluss halten und lieber an unseren Gewohnheiten festhalten.

Wenn wir die alte Gewohnheit des Rauchens hinter uns lassen und uns dem neuen Terrain des Nichtrauchens zuwenden wollen, brauchen wir unbedingt Anreize, die uns die Anstrengungen dieser Veränderung und das damit verbundene Verlassen der Komfortzone wert sind. Wenn wir keine guten Gründe haben, mit dem Rauchen aufzuhören, bzw. wenn das Nichtrauchen keinen bedeutsamen Anreiz oder Gewinn für uns darstellt, werden wir die Bereitschaft zum Verlassen der Komfortzone nicht in uns finden. Warum auch? Warum sollten wir uns für etwas engagieren und uns anstrengen, wenn es uns keinen nennenswerten Vorteil bringt. Wir wären doch wirklich blöde, wenn wir es dann trotzdem tun würden.

Die gute Nachricht an dieser Stelle ist, dass Nichtrauchen tatsächlich mit großen Vorteilen und Zugewinnen verbunden ist. Nur sind diese uns häufig nicht so sehr bewusst. Sie gehen in den Tiefen und Weiten unserer kognitiven Dissonanzen unter. Oder mit anderen Worten: Das Wissen über die Vorteile und Zugewinne des Nichtrauchens ist zwar irgendwo in unserem Bewusstsein vorhanden, es wird dort aber nur allzu gerne von unserer Komfortzonenbequemlichkeit heruntergespielt oder sogar komplett unter Verschluss gehalten. Zu glauben, Rauchen hätte manchen Nutzen für uns bzw. brächte uns gewisse Vorteile, oder zu denken, das Aufgeben des Rauchens würde uns diverse Opfer abverlangen, sind kognitive Irrtümer, die auf unser Komfortzonendasein zurückzuführen sind. Es sind Verzerrungen, Verwischungen und Verleugnungen der Realität, die es erforderlich machen, die zugrundeliegenden kognitiven Dissonanzen zu hinterfragen, die Irrtümer zu entlarven und über Bord zu werfen. Erst dann können wir unvoreingenommen erkennen, welche enormen Zugewinne das Nichtrauchen für uns und unsere Mitmenschen wirklich hat. Und erst dann können wir die Bereitschaft in uns finden, den Weg der Veränderung mit Freude und Leichtigkeit zu gehen.

Wann Rauchen-Aufhören leichtfällt
Nicht mehr zu rauchen bzw. das Rauchen aufzugeben, fällt uns dann leicht, wenn wir uns mit unseren kognitiven Dissonanzen bewusst auseinandersetzen und uns für unsere inneren Widersprüche, Gegensätze, Augenwischereien und sonstigen Bewusstseinsverzerrungen interessieren. Wenn wir die Vorteile und sonstigen Zugewinne des Nichtrauchens ganz klar erkennen; wenn wir verstehen, dass Nichtrauchen nicht bedeutet, irgendwelche Opfer zu erbringen oder auf irgendetwas zu verzichten; wenn wir begreifen, dass die Unterlassung des Rauchens nicht mit nennenswerten medizinischen Entzugserscheinungen verbunden ist, dann brauchen wir nur noch zwei halbwegs gesunde Portionen Selbstachtung und Selbstführung, um mit Freude und Leichtigkeit die Entscheidung treffen zu können, mit dem Rauchen aufzuhören. Letztlich geht es in diesem Buch darum, sich der eigenen kognitiven Dissonanzen

bewusst zu werden. Diese Selbstreflexion dient nebenbei gesagt nicht nur dazu, mit dem Rauchen aufhören zu können, nein, sie ist auch der erste Schritt in ein insgesamt bewussteres und selbstbestimmteres Leben. Man könnte auch sagen: mit dem Nichtrauchen legen Sie einen Grundstein zur Stärkung vieler Ihrer Persönlichkeitsanteile. Selbstbewusstsein, Selbstachtung und Selbstführung erfahren eine Aufwertung, was viele weitere positive Entwicklungen nach sich ziehen wird.

Von dem Versuch, nicht mehr zu rauchen
Menschen, die versuchen möchten, sich das Rauchen abzugewöhnen, werden in den allermeisten Fällen scheitern. Wer mit seiner „letzten Zigarette" den Versuch startet, mit dem Rauchen aufzuhören, wird sehr wahrscheinlich schon sehr bald wieder rauchen. Wenn ich mich dazu durchringen kann, es einmal zu versuchen, deutet allein das Wort „VERSUCHEN" schon darauf hin, dass ich mich nicht ausreichend mit meinen eigenen kognitiven Dissonanzen auseinandergesetzt habe. Es wird deutlich, dass ich meine inneren Widersprüche nicht so intensiv hinterfragte, dass ich die Verwirrungen, Augenwischereien und sonstigen Bewusstseinsverzerrungen wirklich aufspüren, erkennen und entlarven konnte. Ich entscheide mich dann nicht aus guten Gründen und aus vollem Herzen für das Nichtrauchen, sondern mit vorgefassten Zweifeln und schwachem Antrieb unternehme ich mal einen Versuch. Kein Wunder, dass mir das Nichtrauchen dann bald so vorkommen muss, als müsste ich jede Stunde oder jede Minute, ja sogar jede Sekunde immer wieder neu die Kraft, den Willen und die Opferbereitschaft aufbringen, um das ganze Vorhaben irgendwie durchzustehen.

Daher schon jetzt an dieser Stelle meine dringende Empfehlung:

Ersparen Sie sich die entmutigende Erfahrung, als Nichtraucher zu versagen. Versuchen Sie nicht, sich das Rauchen abzugewöhnen, solange Sie noch den Eindruck haben, die Entwöhnungsphase sei etwas, das Sie irgendwie durchstehen müssten.

Solange das ganze Unterfangen für Sie ein Aushalten, ein Durchstehen, ein Verzichten, ein Opferbringen oder ein Versuchen bedeutet, gehen Ihre kognitiven Dissonanzen noch in den trüben Bereichen Ihres Komfortzonendenkens unter. Die Erkenntnisse, die es Ihnen ermöglichen, mit Dankbarkeit, Leichtigkeit und Freude mit dem Rauchen aufzuhören und mit denen Sie zugleich den ersten Grundstein für ein neues, besseres, gesünderes, selbstbestimmteres Leben legen, sind dann noch nicht bis in Ihr Bewusstsein vorgedrungen. Vermutlich wird Ihre Komfortzone dann noch intensiv von wirksamen Abwehr-, Vermeidungs- und Verdrängungsmechanismen unter Verschluss gehalten, sodass alle Informationen, die nicht zu Ihrer Komfortzone passen und Ihre Bequemlichkeit stören könnten, abgewehrt werden. Es kann einfach nicht zu tieferer Einsicht und Erkenntnis kommen. Selbstbewusstsein, Selbstwert, Selbstachtung und Selbstführung werden zu Gunsten der Bequemlichkeiten geopfert und immer mehr geschwächt.

Von der Entscheidung, nicht mehr zu rauchen

Wenn wir uns mit unseren kognitiven Dissonanzen bewusst auseinandersetzen, können wir unsere inneren Widersprüche und Inkongruenzen, mit denen wir es uns in unserer Komfortzone gemütlich gemacht haben, hinterfragen, und unsere Verwirrungen, Augenwischereien und sonstigen Bewusstseinsverzerrungen wirklich aufspüren, erkennen und entlarven. Wenn wir erkennen, dass das, was wir tun, nicht das ist, was wir eigentlich wollen und für richtig befinden, dann reichen ein paar Funken Selbstachtung und Selbstführung aus, um die Entscheidung zu treffen, es künftig anders zu machen. Nämlich so, wie es zu unseren Überzeugungen wirklich passt. Wir sind dann in der Lage, *kongruent* zu handeln, sprich so, wie es unseren eigenen Überzeugungen und Werten entspricht. Wir sind dann mit uns selbst in Übereinstimmung. Wenn wir also klar erkennen, weshalb wir rauchen und wir uns bewusst machen, aus welchen Gründen wir nicht mehr rauchen möchten, dann werden wir uns selbst unmissverständlich davon überzeugen können, dass wir mit dem Rauchen aufhören wollen und werden. Es wird uns sogar ein Bedürfnis, ein Wunsch und eine Freude sein, dem Rauchen endlich zu entsagen. Wir versuchen dann nicht nur mit dem Rauchen aufzuhören, sondern wir treffen ganz klar und aus vollem Herzen die Entscheidung, nicht mehr zu rauchen. Es ist eine bewusste, selbstverantwortete, *kongruente* Entscheidung. Die Entscheidung, die unserem Denken, Fühlen und Handeln wirklich entspricht und gerecht wird. Die Entscheidung, mit der wir zu uns selbst stehen. Die Entscheidung, mit der wir Selbstachtung und Selbstführung beweisen. Die Entscheidung, mit der wir unseren Selbstwert stärken. Die Entscheidung, zu der wir dauerhaft stehen und die wir nicht in ein paar Tagen schon wieder für ein paar vermeintliche Annehmlichkeiten und Bequemlichkeiten an unseren inneren Schweinehund verkaufen und verraten. Wir sind dann ab dem Moment Nichtraucher, in dem wir ganz bewusst unsere letzte Zigarette ausdrücken. Wir werden für immer Nichtraucher bleiben, weil unsere Entscheidung steht. Wir versuchen nicht, Nichtraucher zu werden, sondern wir entscheiden uns endgültig und unwiderruflich aus tiefster Überzeugung dafür. Wir sind es dann einfach. Wir fürchten uns nicht vor Situationen, in denen wir rückfällig werden könnten, weil wir wissen, warum, weshalb, wieso, wofür und weswegen wir uns dafür entschieden haben, nicht mehr zu rauchen. Wir wissen, dass es schwache Momente geben kann, weil das halt nun mal so ist, wenn man Gewohnheit überwindet, aber wir wissen auch, dass wir es unserem Selbstwert, unserer Selbstachtung und unserer Selbstführung schuldig sind, uns treu zu bleiben. Würden wir uns nicht treu bleiben, begingen wir Verrat an uns selbst. Das wissen wir und deshalb zweifeln wir nicht an unserem Erfolg. Wir wissen, dass wir beim Ausdrücken unserer letzten Zigarette Nichtraucher sind und es auch für immer bleiben werden.

Unsere kognitive Komfortzone
Damit Sie ein etwas besseres Verständnis davon bekommen, was ich mit kognitiver Komfortzone meine, möchte ich Ihnen an dieser Stelle noch in ein paar einfachen Worten etwas dazu erläutern: Viele Informationen, die tagtäglich auf uns einprasseln, sind für uns nur deshalb erträglich, weil sie von unseren kognitiven Verdrängungs- und sonstigen Abwehrmechanismen gefiltert, überhört, übersehen, ausgeblendet, verharmlost etc. werden. Jeden Tag hören wir Nachrichten, sehen schlimme Bilder von Leid

und Gewalt aus aller Welt. Neben vielen negativen Informationen dieser Art prasseln zusätzlich noch sehr viel mehr Informationen auf uns ein. Informationen, die durchaus nicht alle negativ sein müssen, die aber in solch einer Vielzahl vorhanden sind, dass kein Mensch dazu in der Lage ist, sie in ihrer Gesamtheit wahrzunehmen, Geschweige denn sie bewusst zu hinterfragen und zu verarbeiten. Wir würden schlichtweg wahnsinnig werden, wenn wir alle Informationen und Reize, die in jeder Minute auf uns einströmen, bewusst wahrnehmen und vollumfänglich erfassen, überdenken sowie verarbeiten müssten. Wir verkraften und ertragen die Informationsflut nur, weil wir in einer kognitiven Komfortzone leben, die es uns ermöglicht, uns von einer Vielzahl dieser negativen, belastenden oder uns überflüssig erscheinenden Einflüsse abzuschirmen. Genauso wie weiter vorne im Buch bereits erklärt, haben wir außerdem noch sehr viele Bedürfnisse, Wünsche, Begehren, Interessen, Neigungen, Überzeugungen, Wissensbausteine, Wissenslücken, Glaubenssätze etc., die zum Teil auch widersprüchlich sind. Nicht alle Bedürfnisse, die wir haben, sind miteinander vereinbar. Nicht alle unsere Wünsche können wir offen aussprechen oder ausleben. Nicht jedes unserer Begehren passt zu unseren Moralvorstellungen. Nicht alle unsere Neigungen und Interessen passen zu dem Bild, das wir ansonsten von uns haben. Nicht alle unsere Überzeugungen passen zu dem Wissen, das wir ansonsten auch noch in uns tragen. Nicht alle unsere Glaubenssätze lassen sich zu einem stimmigen Gesamtbild zusammenfügen etc. Ich könnte die Liste der inneren Widersprüche und Inkongruenzen noch seitenweise fortführen. Wir könnten dieses heillose Durcheinander unserer inneren Ungereimtheiten, unserer unterschiedlichen Bedürfnisse, unserer unverträglichen Interessen, unserer unerträglichen Eindrücke und unserer belastenden Erfahrungen nicht aushalten, wenn viele dieser Aspekte nicht von unserer kognitiven Komfortzone in irgendeiner Form getilgt werden könnten. An dieser Stelle wird deutlich, dass wir ohne unsere Komfortzone gar nicht lebensfähig wären. Unsere innere Komfortzone, die es uns ermöglicht, psychisch stabil sowie gesund zu bleiben und nicht auf der Stelle durchzudrehen, ist also durchaus als etwas Positives anzuerkennen. Wie bei vielen anderen Dingen auch, so kommt es auch beim Komfortzonendenken auf das gesunde Maß an. Wenn unser Komfortzonendenken dazu führt, dass wir zu Gunsten der Bequemlichkeit und auf Kosten unserer Lebenstüchtigkeit irgendwann gar nicht mehr dazu in der Lage sind, uns selbstbewusst, selbstachtend, selbstführend und lebensdienlich zu reflektieren, dann kann es sein, dass wir uns dadurch mehr schaden, als dass wir uns in gesundem Maße schützen. Wenn wir z.B. rauchen, obwohl wir wissen, dass es viele gravierende Nachteile für uns hat und wir uns damit nichts Gutes tun (die Liste der negativen Auswirkungen des Rauchens auf unser Leben ist lang und das wissen wir auch), dann ist das die Folge eines inneren Widerspruchs. Er zeigt sich in der Form, dass unser Tun nicht zu unserem Wissen passt. Es ist ein Widerspruch, den wir deshalb nicht weiter beachten und hinterfragen, weil er in unserer Komfortzone in irgendeiner Form gedeckelt, getilgt, kleingehalten oder sonst wie unter Verschluss gehalten wird. Wir denken und handeln dann nicht in Übereinstimmung mit uns selbst. Unser Denken und Handeln ist in solch einem Fall *inkongruent*. Wir rauchen wider besseren Wissens, weil es uns viel zu unbequem und deshalb auch wenig lohnenswert erscheint, unser Wissen über die Nachteile des Rauchens aus dem trüben Sumpf unserer kognitiven Dissonanzen in unser Bewusstsein zu befördern. Das Wissen weiterhin in der Komfortzone zu tilgen und versacken zu lassen, erscheint uns hingegen viel bequemer und daher auch lohnender. Das stimmt ja tatsächlich sogar. Jedoch ist es nur in dem Moment, in dem wir uns dem Komfortzonendenken hingeben, wirklich bequemer und lohnenswerter. Auf lange Sicht und auf die Zugewinne des Nichtrauchens bezogen, die sich positiv auf unser Leben auswirken, stimmt das ganz sicher nicht. Wo man geht und steht den Geruch abgestandenen Rauches zu verströmen, sich abhängig zu fühlen, viel Geld auszugeben etc. und irgendwann mit den gesundheitlichen Folgen des Rauchens klarkommen zu müssen, ist ganz sicher viel unbequemer (für einen selbst und für andere) und kann wohl kaum als lohnenswert bezeichnet werden.

Keine Angst vor Suchtverlagerungen
Wenn wir uns das Rauchen abgewöhnen möchten, sind wir gut beraten, wenn wir bewusst darauf achten, unsere Suchtgewohnheit nicht zu verlagern. Was haben wir davon, wenn wir zwar zum

Nichtraucher werden, uns aber stattdessen eine andere Sucht angewöhnen? Wenn wir nicht aufpassen, kann es nämlich passieren, dass wir unsere Zigarettensucht nicht gegen ein gesünderes Leben eintauschen, sondern gegen eine andere Sucht. Beispielsweise können wir uns dann stattdessen gewöhnen an: Medikamente, zu viel Alkohol, zu viel Kaffee, zu viel Süßigkeiten, zu viel essen, zu viel Arbeit, zu viel Fernsehen, zu viel Shopping, zu viel Computer-Spiele, zu viel Sex etc. Darum ist es wichtig, sehr viel Wert auf die bewusste und gründliche Vorbereitung der Rauchentwöhnungsphase zu legen. Schließlich möchten wir wegen der vielen Zugewinne nicht mehr rauchen, die wir dadurch erhalten, und nicht um vom Regen in die Traufe zu kommen.

Die am häufigsten auftretende Suchtverlagerung bzw. Gewohnheitsverlagerung stellt das Essen dar. Das ist nicht verwunderlich, denn Nikotin verlangsamt unseren Stoffwechsel. Hören wir mit dem Rauchen auf, kann unser Stoffwechsel wieder auf sein natürliches Tempo beschleunigen. Nahrung wird im Körper wieder schneller verarbeitet und so ist es nur natürlich, dass wir etwas mehr Hunger haben und entsprechend mehr essen. Aber wenn wir uns das Rauchen abgewöhnen, essen wir unter Umständen nicht nur deswegen mehr, weil wir etwas mehr Hunger verspüren. Unsere Gewohnheit, alle halbe Stunde eine Zigarette in den Mund zu stecken, kann uns dazu verleiten, uns stattdessen alle halbe Stunde Essen zuzuführen. Essen ist jedoch nicht ungesund. Essen ist lebensnotwendig. Mit Essen tun wir uns etwas Gutes. Wir ernähren uns damit. Das trifft natürlich nur dann zu, wenn wir nicht in einem unbewussten, sondern in einem bewussten Maß essen und wenn wir nicht ungesunde, sondern gesunde Nahrungsmittel zu uns nehmen.

Um uns in der Raucherentwöhnungsphase dauerhaft zum Nichtrauchen zu motivieren, ist es natürlich erlaubt, uns täglich selbst für das Nichtrauchen zu belohnen. Diese Belohnungen sollten wir jedoch bewusst auswählen. Wenn wir uns mit Süßigkeiten, Chips oder sonstigem kalorienreichem, ungesundem Essen belohnen, nehmen wir an Gewicht zu und schmälern oder vernichten damit den Zugewinn, der uns das Nichtrauchen einbringt.

Meine Empfehlung: gewöhnen Sie sich zwei Dinge an. *Erstens:* Bewegen Sie sich täglich. Machen Sie etwas Sport oder falls das nichts für Sie ist, gehen Sie einfach täglich mindestens eine halbe Stunde spazieren. Besser ist beispielsweise Nordic-Walking.

Zweitens: Gewöhnen Sie sich eine bewusste, gesunde Ernährung an. Wenn Sie Lust auf etwas Süßes haben, essen Sie frisches Obst oder ein paar Vollkornkekse aus dem Bioladen, die nicht mit weißem Zucker gesüßt sind. Meiden Sie weißen Zucker generell. Dieser lässt sich ganz einfach durch Rohrohrzucker ersetzen. Dieser hat zwar genauso viele Kalorien, ist aber für Knochen und Zähne zuträglicher.

Gewöhnen Sie sich an, kleine Portionen zu essen. Nehmen Sie vier bis fünf kleinere, gesunde Mahlzeiten am Tag zu sich. Eine Mahlzeit sollte entweder süß oder pikant sein. Mischen Sie Süßes und Pikantes nicht. Essen Sie also auch nach einer pikanten Mahlzeit nichts Süßes mehr. Lassen Sie Nachtisch weg. Trinken Sie auch zu pikanten Speisen nichts Süßes. Auf Süßes entwickelt man schnell wieder Hunger.

Richten Sie sich Ihre vier bis fünf täglichen Mahlzeiten lieber so ein, dass eine oder zwei davon süße Mahlzeiten sind. Etwa ein süßes Frühstück und eine süße Nachmittagspause mit Tee, Kaffee und etwas Vollkorngebäck.

Nehmen Sie zwischen Ihren Mahlzeiten kein anderes Essen zu sich. Keine Chips, Snacks, Bonbons etc. Sich zwischendurch z.B. beim Arbeiten, Fernsehen oder in geselliger Runde immer wieder mal irgendetwas in den Mund zu stecken, ist genauso wie das Rauchen nur eine Angewohnheit.

Trinken Sie keine Getränke, denen Zucker zugesetzt wurde. Am besten trinken Sie nur stilles Wasser. Wenn Sie das nicht mögen, geht auch Sprudelwasser. Ein Bier, ein Glas Wein oder Ähnliches ist hin und wieder erlaubt. Fruchtsaft oder andere süße Getränke auf jeden Fall ohne Zuckerzusatz verwenden und niemals zu den pikanten Mahlzeiten trinken. Fruchtnektare bestehen in der Regel aus Wasser, etwas Fruchtsaft, viel weißem Zucker und

Aromastoffen und sind deshalb nicht für eine gesunde Ernährung geeignet. Wenn Ihnen Kaffee oder Tee ohne Zucker nicht schmeckt, können Sie eine kalorienarme Alternative zum Süßen verwenden. Noch besser ist es, wenn Sie sich angewöhnen, Ihren Kaffee oder Tee gar nicht zu süßen. Die ersten Male wird Ihnen das nicht besonders schmecken, weil Sie es nicht gewohnt sind, aber es dauert in der Regel nicht lange, bis einem diese Getränke auch ohne Zucker schmecken.

Anstatt mit Essen oder kalorienreichen Getränken können Sie sich beispielsweise viel besser auch mit einem guten Film, einem Blumenstrauß, einem Spaziergang, einer kleinen, gemütlichen Pause oder mit was auch immer Ihnen Freude bereitet, belohnen.

Es sind keine Opfer für das Nichtrauchen zu erbringen
Viele Menschen glauben, sie müssten für das Nichtrauchen diverse Opfer erbringen. Sie gehen z.B. davon aus, eine Tasse Kaffee, ein Glas Bier, eine gesellige Runde, ein gutes Essen etc. seien ohne Zigarette nicht mehr genauso schön. Sie leben in der Vorstellung, nicht mehr zu rauchen, habe etwas mit Verzicht zu tun. Es ist für sie so, als müssten sie das Rauchen und all die vermeintlich schönen damit verknüpften Freuden opfern, um zum Nichtraucher werden zu können. Das Rauchen schön ist, Spaß macht etc. stimmt jedoch bei genauerer Betrachtung nicht ganz. All das, was schön ist, Spaß macht etc. ist auch ohne Zigarette schön, macht auch ohne zu rauchen Spaß etc. Einzig und allein wegen der kognitiven Verknüpfungen unserer Gewohnheiten sieht es für uns so aus und fühlt es sich für uns so an, als seien diese Dinge deshalb schön und machten deshalb Spaß, weil wir dabei rauchen. Das ist jedoch nicht wahr. Nichtraucher finden all diese Dinge schön und haben an alldem ihren Spaß, auch ohne dabei zu rauchen. Ihnen würde speiübel werden, müssten sie sich dabei dem Rauch und dem Geruch von Zigaretten aussetzen. Nichtrauchen stellt in Wahrheit keine Opfererbringung dar, sondern ganz im Gegenteil, es bringt uns Zugewinne ein. Jeder Raucher, der erfolgreich zum Nichtraucher wurde, weiß das.

Scheitern ist keine Option

Viele Menschen, die sich das Rauchen abgewöhnen wollen, scheitern innerhalb der ersten zwei Wochen. Häufig wird dieses Scheitern mit folgenden Aussagen begründet: „Ich war in geselliger Runde und irgendjemand zündete sich eine Zigarette an. Da konnte ich nicht wiederstehen und rauchte mit." Oder: „Ich trank am Abend ein wenig Alkohol. Plötzlich war mir alles egal und ich zündete mir eine Zigarette an." Oder: „Ich hatte einen schlechten Tag und einfach nicht die Kraft, nicht zu rauchen." Oder: „Ich wollte eigentlich wirklich nicht mehr rauchen, aber an jenem Abend hatte ich einfach Lust, mir eine anzuzünden. Ich dachte mir, okay, diese eine Zigarette genehmigst du dir noch mal. Danach ist dann aber wirklich für immer Schluss. Leider ist es dann nicht bei der einen einzigen geblieben."

Wie dem auch sei. Die Liste der Erklärungen, warum man doch wieder mit dem Rauchen angefangen habe, ist lang. Letztlich lassen sich alle diese Erklärungen darauf zurückführen, dass man nur versucht hat, sich das Rauchen abzugewöhnen. Es handelte sich nicht um eine selbstführende, *kongruente* Entscheidung. Wie weiter vorne im Buch bereits empfohlen, rate ich Ihnen zu Folgendem:

Wiederholung: Ersparen Sie sich die entmutigende Erfahrung, als Nichtraucher zu versagen. Versuchen Sie nicht, sich das Rauchen abzugewöhnen, solange Sie noch den Eindruck haben, die Entwöhnungsphase sei etwas, das Sie irgendwie durchstehen müssten. Solange das ganze Unterfangen für Sie ein Aushalten, ein Durchstehen, ein Verzichten, ein Opferbringen oder ein Versuchen bedeutet, gehen Ihre kognitiven Dissonanzen noch in den trüben Bereichen Ihres Komfortzonendenkens unter. Die Erkenntnisse, die es Ihnen ermöglichen, mit Dankbarkeit, Leichtigkeit und Freude mit dem Rauchen aufzuhören und mit denen Sie zugleich den ersten Grundstein für ein neues, besseres, gesünderes, selbstbestimmteres Leben legen, sind dann noch nicht bis in Ihr Bewusstsein vorgedrungen. Sie sind dann noch nicht in der Lage, eine *kongruente* (zu Ihren Überzeugungen und Erkenntnissen passende) Entscheidung zu treffen. Der wahre Grund, weshalb viele Menschen beim Rauchen-Abgewöhnen scheitern, ist wie auch bereits gesagt, dass sie sich nie klar dazu entschieden haben, es für immer sein zu lassen. Alle soeben erwähnten Begründungen, weshalb man gescheitert sei, sind in Wahrheit darauf zurückzuführen, dass man sich über die Gründe, weshalb man nicht mehr rauchen möchte, nie wirklich ganz klar geworden ist. Man hat die dafür nötigen Erkenntnisse aus Bequemlichkeit in der kognitiven Komfortzone versacken lassen, anstatt sich den Anstrengungen einer konzentrierten Selbstreflexion auszusetzen. Der Preis für diese Bequemlichkeit ist hoch. Man bezahlt ihn mit einem immer größer werdenden Mangel an Selbstwert, Selbstachtung und Selbstführung. Wer wenig Zugang zu Selbstwert, Selbstachtung und Selbstführung besitzt, kann sich selbst auch nicht erkennen und sich auch nicht auf eigene Entscheidungen verlassen. Entscheidungen sind dann gar keine Entscheidungen. Es sind dann lediglich halbherzige Versuche, die auf Unkenntnis, Unklarheit und Unentschlossenheit zurückzuführen sind. Es sind allenfalls Pseudo-Entscheidungen, die nicht auf Erkenntnis und Überzeugung basieren.

Ein Mangel an Selbstwert, Selbstachtung und Selbstführung wirkt sich natürlich nicht nur nachteilig auf die Rauchentwöhnung aus. Es lohnt sich also, diesem Mangel bewusst und entschlossen entgegenzuwirken. Alle anderen Vorhaben, die man ansonsten noch haben kann, z.B. abzunehmen, sportlicher zu werden, sich gesünder zu ernähren und Tausende Dinge mehr, gelingen auch nur dann, wenn man sich bewusst dazu entscheidet. Solange man nur versucht, etwas zu erreichen, wird man sehr häufig scheitern.

Stolpersteine beseitigen
Die Gefahr des Scheiterns liegt auch noch in Folgendem begründet: Rauchen ist eine Gewohnheit, die mit anderen Gewohnheiten stark verknüpf sein kann. Wer beispielsweise zu seinem Kaffee gerne eine Zigarette geraucht hat, wird bei der nächsten Kaffeetasse automatisch die Gewohnheit des Rauchens triggern. Es ist, als gehöre das Rauchen einfach zum Kaffee dazu. Wer zu einem Glas Bier oder Wein immer gerne geraucht hat, wird beim nächsten Gläschen die Gewohnheit des Rauchens stimulieren. Genauso ist es, wenn man es gewohnt war, in

geselliger Runde zu rauchen; sich nach dem Essen oder nach dem Sex eine zu genehmigen; sich zum vermeintlichen Stressabbau eine anzuzünden; sich mit einer Zigarette eine kleine Pause von der Arbeit zu gönnen; sich mit dem Rauchen von Langeweile, Frust, Aufregung, Einsamkeit etc. abzulenken. Für die Auflösung solcher starken Verknüpfungen brauchen wir eine Extraportion Bewusstheit! Diese Extraportion Bewusstheit sieht folgendermaßen aus: Gehen Sie einige Male ganz bewusst in diese besonderen Situationen hinein. Trinken Sie Ihren Kaffee, Ihr Bier, Ihren Wein, ohne dabei zu rauchen. Rauchen Sie ganz bewusst nicht in geselliger Runde oder nach dem Sex etc. Praktizieren Sie diese Übungen bereits einige Zeit vor der Rauchentwöhnung. Stören Sie diese kognitiven Verknüpfungen damit ganz bewusst. Führen Sie diese Übungen dann später während der Rauchentwöhnung noch eine Zeit lang ganz bewusst durch.

Ersatzprodukte vermeiden
Wie an anderer Stelle im Buch bereits erwähnt, muss man bei der Rauchentwöhnung keine realen Entzugserscheinungen befürchten (siehe dazu unter „Keine Angst vor Entzugserscheinungen" auf Seite 15). Aus diesem Grund halte ich es für überflüssig, die Rauchentwöhnungsphase mit Nikotinersatzprodukten wie z.B. Kaugummi oder Pflaster zu begleiten. In der Regel dürfte es nicht wirklich schwer fallen, auf diese Produkte zu verzichten. Schwerer hingegen ist es, Ersatzbefriedigungen zu vermeiden, wie etwa als Ersatz für den Zigarettenkonsum immer wieder nach Lutschbonbons, anderen Süßigkeiten und sonstigen essbaren Produkten zu greifen. Von anderen Ersatzbefriedigungen und Suchtverlagerungen ganz zu schweigen (siehe dazu unter „Keine Angst vor Suchtverlagerungen" auf Seite 24).

Darum wiederhole ich mich auch an dieser Stelle noch einmal sehr gerne: Sie brauchen weder reale Entzugserscheinungen, noch Suchtverlagerungen oder Ersatzbefriedigungen zu befürchten, wenn Sie sich zuvor einer gründlichen Selbstreflexion widmen und somit die Phase Ihrer Rauchentwöhnung ganz bewusst vorbereiten.

Rauchen Sie Ihre letzte Zigarette erst dann, wenn Sie an einem Punkt angekommen sind, an dem Sie sich aus voller Überzeugung, mit ganzem Herzen, mit Freude und Leichtigkeit dazu entscheiden können, das Rauchen für immer hinter sich zu lassen.

Solange Sie solch eine Entscheidung nicht treffen können, sind Sie allenfalls für einen halbherzigen Versuch bereit. Die entmutigende Erfahrung, an diesem Versuch zu scheitern, sollten Sie sich ersparen. Solch ein Scheitern könnte Sie dazu veranlassen, es nie wieder zu versuchen, weil Sie irrtümlich zu der entmutigenden Überzeugung kämen, es sowieso nicht schaffen zu können.

Augenwischereien entlarven

Viele Raucher finden Erklärungen, mit denen sie das Rauchen verharmlosen bzw. rechtfertigen. Sie merken nicht, dass aus ihnen ihr innerer Verdrängungsschweinehund spricht, anstatt ihr wahres, sich selbst achtendes, sich selbst führendes, sich selbst erkennendes Ich. Ihre inneren Verdrängungs- und Vermeidungsautomatismen sorgen dafür, dass alle Einsichten und Erkenntnisse, die die gewohnte Bequemlichkeit stören könnten, unterbunden bzw. abgewehrt werden.

Das wird z.B. bei folgenden Aussagen ganz besonders deutlich:

- „Warum soll ich mit dem Rauchen aufhören, irgendwann muss ich doch sowieso einmal sterben?!"

(Natürlich müssen wir alle irgendwann einmal sterben, aber ist es uns wirklich egal, ob das früher oder später geschehen wird? Was meinen Sie dazu?)

- „Wenn ich täglich draußen durch die Gegend laufe, atme ich allein schon durch die ganzen Abgase des Straßenverkehrs viele Giftstoffe ein, die viel schädlicher sind, als das Rauchen!"

(Natürlich ist unsere Umwelt heute mit Schadstoffen mehr oder weniger belastet. Aber ist das wirklich schädlicher als das Rauchen? Und selbst wenn es schädlicher wäre, machte es dann Sinn, sich mit dem Rauchen zusätzlich noch viel mehr Schadstoffe zuzuführen? Was meinen Sie dazu?)

- „Ich kenne Nichtraucher, die immer auf ihre Gesundheit geachtet haben und die dann mit Mitte dreißig bereits an Krebs gestorben sind! Ob man krank wird oder nicht, hat also gar nichts mit Rauchen oder Nichtrauchen zu tun!"

(Natürlich gibt es Menschen, die auf ihre Gesundheit achten und trotzdem schon in jungen Jahren sterben. Sie bekommen Krebs oder sonstige Krankheiten. Diese hätten sie jedoch ganz sicher auch bekommen, wenn sie nicht auf ihre Gesundheit geachtet hätten. Vielleicht wären sie dann sogar schon früher erkrankt. Was meinen Sie dazu?)

- „Mein Opa hat Zeit seines Lebens viel geraucht und er ist 89 Jahre alt geworden. Dass Rauchen der Gesundheit schadet, stimmt also gar nicht!"

(Natürlich gibt es nichts, was es nicht gibt. Sicher gibt es Menschen, die viel Rauchen und dennoch ein hohes Alter erreichen. Aber ist ein Raucher, der ein hohes Alter erreicht, ein Beweis dafür, dass Rauchen nicht ungesund ist? Sind diese Fälle, die es sicher auch gibt, der Beweis dafür, dass alle wissenschaftlichen Erkenntnisse über die schädliche Wirkung des Rauchens hinfällig werden? Liegt es nicht sogar nahe, davon auszugehen, besagter Opa wäre noch älter geworden, wenn er nicht geraucht hätte? Was meinen Sie dazu?

- „Rauchen ist für mich Lebensqualität, und diese ist mir wichtiger als ein langes Leben!"

(Haben Raucher wirklich eine Lebensqualität, die Nichtraucher nicht haben? Oder ist es nicht so, dass sich Rauchen nur nach Lebensqualität anfühlt, weil man dabei einer Gewohnheit nachgeht und sich dabei das Nikotin zuführt, nach dem der Körper verlangt? Das fühlt sich dann natürlich gut an. Aber diese Lebensqualität erlebt ein Nichtraucher bereits ohne zu rauchen. Er muss weder die Gewohnheit des Rauchens befriedigen, noch mit Nikotinzufuhr dafür sorgen, dass sein Körper Entspannung erfahren kann. Kann diese von vielen Rauchern empfundene vermeintliche Lebensqualität wirklich wichtiger sein, als ein langes Leben? Was meinen Sie dazu?)

32

Rauchen ist nicht verboten

Da Zigaretten nicht verboten sind und man frei darüber entscheiden darf, ob man rauchen möchte oder nicht, ist es auch völlig legitim, sich folgende Frage zu stellen: Möchte ich wirklich mit dem Rauchen aufhören oder möchte ich lieber weiterhin rauchen?

Wenn ich mich mit meinen inneren Widersprüche konzentriert auseinandersetze und mir darüber klar werde, welche Entscheidung ich zu treffen habe, um wirklich in Übereinstimmung mit mir selbst zu sein, dann kann ich mich entweder ganz klar für das Nichtrauchen oder ganz klar für das Rauchen entscheiden.

Eine diesbezügliche Selbstbefragung:

1. Wenn ich zukünftig nicht mehr rauche, handele ich dann *kongruent*, also tue ich damit das, was ich nach reiflichem Abwägen der Vor- und Nachteile EIGENTLICH tun möchte und muss, um selbstbewusst, selbstverantwortlich, selbstachtend und selbstführend mit mir in Übereinstimmung zu sein?

Wenn das Nichtrauchen wirklich eine *kongruente* (mit mir selbst übereinstimmende) Erkenntnis ist, dann ist es mir ein Bedürfnis und eine Freude, mich für das Nichtrauchen zu entscheiden. Ich kann dann auch die Verantwortung für diese Entscheidung übernehmen und dauerhaft zu ihr stehen!

Wenn ich EIGENTLICH zu der Erkenntnis komme, nicht mehr rauchen zu wollen, ABER TROTZDEM weiterrauche, sollte ich mir eingestehen, nicht über ein gesundes Maß an Selbstbewusstsein, Selbstwert, Selbstverantwortung, Selbstachtung, Selbstliebe und Selbstführung zu verfügen. Ich bin dann nicht selbst dazu in der Lage, mir das Rauchen abzugewöhnen. Es ist mir dann zu empfehlen, professionelle Unterstützung bei einem Therapeuten zu suchen!

2. Wenn ich zukünftig weiterhin rauche, handele ich dann *kongruent*, also tue ich damit das, was ich nach reiflichem Abwägen der Vor- und Nachteile EIGENTLICH tun möchte und muss, um selbstbewusst, selbstverantwortlich, selbstachtend und selbstführend mit mir in Übereinstimmung zu sein?

Wenn das so ist, dann ist es völlig legitim, weiterhin zu rauchen. Rauchen ist schließlich nicht verboten. Darüber darf ich selbst frei entscheiden!

Wenn das Weiterrauchen wirklich eine *kongruente* (mit mir selbst übereinstimmende) Entscheidung ist, dann bin ich auch bereit, die Verantwortung dafür zu übernehmen und die Konsequenzen zu tragen. Ich nehme dann die Nachteile bewusst in Kauf und beschwere mich zu einem späteren Zeitpunkt beispielsweise auch nicht über etwaige gesundheitliche Beeinträchtigungen. Andernfalls läge dem Weiterrauchen keine selbstverantwortliche, *kongruente* (mit mir selbst übereinstimmende) Entscheidung zu Grunde. Ich hätte mir dann nur selbst etwas vorgemacht. Ich hätte nicht erkannt, dass in Wahrheit mein innerer Schweinehund sich für das Weiterrauchen entschied und nicht mein innerstes Selbst.

Noch ein wichtiger Hinweis:
Mit diesem Buch richte ich mich als Coach und Berater an Menschen, die sich das Rauchen abgewöhnen möchten. Ich biete damit Hilfe zur Selbsthilfe an. Die meisten Menschen sind dazu in der Lage, sich in schwierigen Situationen oder bei der Erreichung ihrer Ziele selbst zu helfen. Sie besitzen die psychischen Kräfte und Fähigkeiten wie z.B. Eigenverantwortung, Selbstachtung und vor allem Selbstführung, um die nötigen Schritte der Veränderung gehen zu können. Es gibt aber auch Menschen, die nicht immer in der Lage sind, sich selbst zu helfen, weil es ihnen an psychischer Kraft und manchen persönlichen Kompetenzen mangelt. Das ist z.B. dann der Fall, wenn jemand auf irgendeine Weise psychisch instabil bzw. beeinträchtigt ist.

In solchen Fällen reicht ein Buch, ein Coach oder ein Berater unter Umständen nicht aus, um erfolgreich den Weg der Veränderung gehen zu können. Es ist dann die Unterstützung eines Therapeuten oder Psychologen hinzuzuziehen, der den psychischen Defiziten auf den Grund geht und diesen therapeutisch entgegenwirken kann.

Sie haben auf den zurückliegenden Seiten beispielsweise darüber gelesen, dass man sich nicht vor realen medizinischen Entzugserscheinungen fürchten muss; dass man in der Regel keine Nikotin-Ersatzprodukte für die Rauchentwöhnung benötigt; dass man Suchtverlagerungen erfolgreich vorbeugen kann und vieles mehr. Alle diese Informationen halte ich aufgrund meiner langjährigen Erfahrung im Bereich der Rauchentwöhnung grundsätzlich für richtig.

Dennoch kann es insbesondere für Menschen mit psychischen Schwächen, Leiden oder anderen Erkrankungen sein, dass sie z.b. zu Suchtverlagerungen oder Entzugserscheinungen neigen, oder vielleicht ein Nikotinersatz-Präparat zu empfehlen wäre etc.

Aus diesem Grund möchte ich Sie an dieser Stelle um Folgendes bitten: Wenn Sie das Buch zu Ende gelesen und sich einen ersten Eindruck verschafft haben, prüfen Sie bitte einmal genau, ob Sie sich die Rauchentwöhnung ohne therapeutische Begleitung zutrauen. Wenn Sie sich unsicher sind, sprechen Sie einmal mit Ihrem Arzt darüber. Falls Sie professionelle Begleitung benötigen, bieten z.b. die Krankenkassen Adressen zu Anlaufstellen und finanzielle Unterstützung an.

VORBEREITUNG AUF DIE SELBSTREFLEXION

Methodik aus Therapie, Beratung und Coaching
Reflexion mit Hilfe von inneren Persönlichkeitsanteilen.

Innere Persönlichkeitsanteile bewusst machen
Wie schon öfters erwähnt, ist es für eine erfolgreiche
Rauchentwöhnung unerlässlich, für sich selbst zu klären, was man
wirklich will. Will man aufhören zu rauchen oder will man das
vielleicht doch lieber nicht? Solange man das nicht ausreichend mit
sich selbst geklärt hat, ist es natürlich schwierig, eine klare
Entscheidung zu treffen. Ohne eine klare Entscheidung zu treffen,
ist es wiederum schwierig, ein konkretes Ziel vor Augen zu haben.
Ohne ein konkretes Ziel vor Augen zu haben, ist es schwierig,
entschieden und erfolgreich darauf zuzugehen. Um Ihnen die für
die Rauchentwöhnung erforderliche Selbstreflexion zu erleichtern,
möchte ich Ihnen nachfolgend zunächst einmal eine Methode
vorstellen, die ich auch in der Psychologischen Beratung und im
Coaching mit meinen Klienten einsetze. Mit dieser Technik, die
eine starke Vereinfachung der sogenannten „Arbeit mit inneren
Anteilen" darstellt, haben Sie die Möglichkeit, sich Ihre eigene
innere psychologische Struktur vorstellbar zu machen.

Die Anteile meiner Persönlichkeit
In Coaching, Beratung und Therapie kann das sogenannte
„Arbeiten mit inneren Anteilen" zum Einsatz kommen. Es handelt
sich dabei im Wesentlichen um eine Metapher, die Menschen dabei
hilft zu verstehen, wie es kommt, dass man des Öfteren nicht weiß,
was man eigentlich will. Diese Metapher nenne ich hier in diesem
Buch „Die inneren Anteile rings um mein Ich". Die Arbeit mit inneren
Anteilen hilft insbesondere beim Anschauen, Sortieren,
Bewusstmachen und Reflektieren von Gedanken, Gefühlen,
Stärken und Schwächen – mit dem Ziel der Sammlung, Klärung,
Entscheidungsfindung und Neuausrichtung.

Sie kennen das sicher auch, Sie befinden sich in einer Situation, in der Sie nicht wissen, wie oder für was Sie sich entscheiden möchten. Sie sagen zu sich selbst: „Ich weiß nicht, was ich machen soll. Einerseits möchte ich dies, andererseits möchte ich das. Und wenn ich es mir recht überlege, dann weiß ich noch nicht einmal, ob ich überhaupt dieses eine oder dieses andere möchte. Ich weiß eigentlich gar nicht so richtig, was ich will oder was ich machen soll. Es gibt so viele Stimmen in mir. Ich kann mich einfach nicht entscheiden!"

Die Frage, die Sie sich in solchen Momenten stellen können, ist folgende: „Wen meine ich eigentlich, wenn ich von mir bzw. von meinem Ich spreche? Wer genau ist dieses Ich?"

Um sichtbar zu machen, wer „Ich" ist, bzw. wer eigentlich gemeint ist, wenn man von sich selbst oder vom eigenen Selbst / vom eigenen Ich spricht, kann man die Metapher „Die inneren Anteile rings um mein Ich" anwenden. Mit dieser Metapher stellt man sich vor, dass das eigene Ich ein innerer Anteil unter ganz vielen anderen inneren Anteilen ist. Es gibt schließlich oft mehrere Anteile bzw. Stimmen in uns, die in einer Angelegenheit gemeinsam um eine Entscheidung ringen. Es gibt einen Anteil, der dies will und es gibt einen Anteil, der das will. Zugleich gibt es auch noch weitere Anteile bzw. Stimmen, die weder dies noch das wollen, sondern ganz andere Gedanken, Gefühle und Ziele verfolgen. Es gibt vielleicht einen ängstlichen Anteil in uns, einen mutigen Anteil, einen bequemen Anteil, einen lustigen Anteil, einen kindlichen Anteil, einen kritisierenden Anteil, einen vernünftigen Anteil, einen Anteil, der sich einsam fühlt, einen Anteil, der sich überfordert fühlt, einen Anteil, der sich stark fühlt, einen Anteil der sich schwach fühlt und viele andere Anteile mehr. Und weil es so viele innere Anteile bzw. Stimmen in uns gibt, die rings um unser wahres Ich herum existieren und die allesamt ihre eigenen Interessen und Ziele verfolgen, kann es so viele Widersprüche und Unklarheiten in uns geben. Besonders dann, wenn ich mir nicht darüber bewusst bin, wer von meinen inneren Anteilen mein wahres, höheres Ich ist und welche anderen inneren Anteile bzw. Stimmen, die ich auch noch in mir habe, meinem wahren, höheren Ich untergeordnet sind.

Kurz zusammengefasst heißt das: Die zugrunde gelegte Metapher gibt unserer Persönlichkeit eine Struktur. Diese Struktur besteht aus sehr vielen inneren Anteilen bzw. Stimmen. Einer von diesen Anteilen bzw. eine von diesen Stimmen ist unser wahres Ich. Alle anderen Anteile bzw. Stimmen existieren in dieser Metapher rings um unser wahres Ich herum. Unser wahres Ich kann auch als unser höheres Ich bezeichnet werden, weil alle anderen inneren Anteile bzw. Stimmen unserem höheren Ich untergeordnet sind.

Die Fragen sind also: Wer von meinen inneren Anteilen ist mein höheres, wahres Ich? Und welche untergeordneten inneren Anteile gibt es ansonsten auch noch in mir?

Die Metapher „Die inneren Anteile rings um mein Ich" macht die Antworten auf diese Fragen sichtbar bzw. vorstellbar. Sie ist eine Abbildung unserer inneren psychologischen Struktur. Sie bildet all unsere inneren Anteile ab. Sie macht sichtbar, welcher innere Anteil unser wahres Ich / unser wahres Selbst ist, und welche anderen inneren Anteile es ansonsten auch noch in uns gibt.

Die Metapher in einem einfachen Überblick:
Es gibt einen inneren Anteil in uns, der unser wahres Ich / unser wahres Selbst darstellt. Dieser Anteil wird in der Metapher als das Oberhaupt bezeichnet. Das Oberhaupt ist unser weises, gesundes, unbelastetes, gelassenes, selbstbewusstes, selbstführendes, autonomes, reines, höheres, wahres Ich. Unser wahres Ich ist frei von Angst, frei von Eifersucht, frei von Minderwertigkeitsgefühlen, Schwächen und Mängeln. Unser wahres Ich ist neutral, unvoreingenommen, es vermittelt zwischen allen anderen Anteilen, die es in uns auch noch gibt. Es ist der höchste Leiter und Koordinator in unserer „multiplen" Persönlichkeitsstruktur. Es existiert, um die Verantwortung für die Gestaltung unseres Lebens zu tragen und um für uns sinnvolle und lebensdienliche Entscheidungen zu treffen. Dafür ist es erforderlich, dass es in gutem Kontakt zu sich selbst und allen anderen inneren Anteilen steht, diese allesamt berücksichtigt und anhört, um schließlich seine eigenen, weisen, unabhängigen, selbstbestimmten, selbstführenden, *kongruenten* Entscheidungen treffen zu können.

Das Oberhaupt sollte der vertrauenswürdige, geachtete, respektierte, anerkannte, führende Chef bzw. die vertrauenswürdige, geachtete, respektierte, anerkannte, führende Chefin für all unsere sonstigen inneren Anteile sein. Wo es keinen geachteten Chef / keine geachtete Chefin gibt, gibt es weder einen guten Zusammenhalt noch eine reibungslose Zusammenarbeit. Dort gibt es nur einen wilden Haufen innerer Anteile, von denen jeder macht, was er will. Alle inneren Anteile arbeiten dann völlig führungslos und in orientierungsloser Eigenregie durcheinander. Wenn das Oberhaupt sich nicht in seiner Rolle als Chef bzw. Chefin behauptet bzw. es in seiner Rolle nicht anerkannt, geschätzt und geachtet wird, nehmen andere Anteile dessen Platz ein. Das können beispielsweise besonders schwache oder besonders starke innere Anteile sein. In jedem Fall gehören diese Anteile nicht an die Chefposition. An die Chefposition gehört einzig und allein das Oberhaupt. Das Oberhaupt ist unser wahres Ich, unser wahres Selbst. Es ist weise, unbestechlich, unbeschadet und unverletzbar.

Zurück zu folgenden Fragen: „Wer von meinen inneren Anteilen ist mein höheres, wahres Ich? Und welche untergeordneten inneren Anteile gibt es ansonsten auch noch in mir?"

Antworten: Unser höheres, wahres Ich ist das Oberhaupt all unserer inneren Anteile. Der wichtigste Anteil unserer Persönlichkeitsstruktur. Und rings um unser wahres Ich existieren viele andere innere Anteile, die sich in Form von Gedanken, Gefühlszuständen, Eigenschaften, Fähigkeiten etc. zeigen können.

Aber in der Regel ist es so, dass wir, wenn wir von uns selbst sprechen, nicht über unser wahres Ich reden, sondern von der Gesamtzahl all unserer inneren Anteile. Wir unterscheiden dabei nicht zwischen unserem wahren Ich und der Gesamtheit all unserer sonstigen inneren Anteile. Es ist uns gar nicht bewusst, dass wir ein wahres Ich haben und daneben noch viele weitere innere Anteile existieren. Innere Anteile, die sich in unserem Bewusstsein mit unserem wahren Ich vermischen. Wir nehmen die verschiedenen inneren Stimmen in uns wahr und sagen dann z.B.: „Ich weiß nicht, was ich will!" In Wahrheit weiß unser wahres Ich, was es will, es hat sich nur von anderen Stimmen verwirren lassen.

Wenn unser wahres Ich sich nicht in der Rolle des Oberhauptes befindet – oder anders gesagt, wenn wir unser Leben nicht aus der Rolle des Oberhauptes erleben und gestalten, sind wir uns nicht darüber bewusst, wer wir eigentlich sind und was wir eigentlich wollen. Wenn sich unser wichtigster innerer Anteil (unser wahres Ich) nicht als Oberhaupt, Vermittler und Koordinator aller anderen inneren Anteile begreift, versuchen andere innere Anteile die Führung zu übernehmen und es herrscht Unstimmigkeit, Unentschiedenheit, Widersprüchlichkeit und Verwirrung in uns.

Von den vielen anderen inneren Anteilen, die Sie auch noch in sich finden können, möchte ich in diesem Buch nur noch jene benennen, die bei der Klärung der Frage, ob Sie sich das Rauchen abgewöhnen möchten oder nicht, eine Rolle spielen. Und um es Ihnen noch einfacher zu machen, fasse ich Ihnen diese Anteile in nur zwei Anteilen zusammen. Diese beiden Anteile sind zum einen der Anteil, der ein Fürsprecher dafür ist, dass Sie sich das Rauchen abgewöhnen wollen, und zum anderen der Anteil, der gegen die Rauchentwöhnung ist. Und damit alle drei an der ganzen Sache beteiligten Anteile einen Namen haben, nenne ich sie wie folgt:

1. **Das Oberhaupt** (das wahre Ich / das wahre Selbst)

2. **Der Nicht-mehr-rauchen-Wollende** (ein Berater / ein Gesprächspartner des Oberhauptes

3. **Der Weiterhin-rauchen-Wollende** (ein Berater / ein Gesprächspartner des Oberhauptes)

Mehr Informationen über die Arbeit mit inneren Anteilen sind für die Arbeit mit diesem Buch nicht erforderlich. Wie genau Sie mit der Metapher während Ihrer Selbstreflexion arbeiten, erfahren Sie derweil Sie sich dem nachfolgenden Übungsteil widmen.

Anmerkung: Für den Fall, dass Ihnen das Arbeiten mit der Metapher nicht zusagt, können Sie die Selbstreflexion natürlich auch ohne diese durchführen. Überlegen und Antworten Sie dann einfach so gut Sie es können, aus sich selbst heraus, ohne sich zuvor in die verschiedenen Anteile bzw. Stimmen hineinzufühlen!

REFLEXION

Alles, was wir erreichen möchten, erreichen wir am ehesten, wenn wir uns darüber klar geworden sind, was genau wir erreichen wollen, warum wir es erreichen wollen und wie wir es erreichen wollen. Um diese Klarheit zu erreichen, müssen wir uns vorab Zeit nehmen, um über alles gründlich nachdenken zu können.

Wenn Sie die Idee, die Absicht oder den Wunsch in sich tragen, zum Nichtraucher zu werden, lohnt es sich, zunächst einmal genau zu klären, ob Sie (Ihr wahres Ich) das überhaupt wirklich möchten; und wenn ja, warum Sie das möchten; wann Sie das tun möchten, wie Sie das tun möchten; wie Sie Rückfällen vorbeugen möchten; und was Sie sonst noch alles bedenken wollen, um zu einer klaren Entscheidung finden zu können. Wenn der Weg, das Ziel, die Motivation, die Überzeugung und die Entscheidung klar sind, kann Sie kaum noch etwas aufhalten. Der Erfolg ist Ihnen dann sicher!

Studien belegen, dass schriftlich ausgearbeitete und festgehaltene Wünsche, Vorhaben, Überlegungen, Lösungswege, Ziele und Visionen um ein Vielfaches öfter zum Erfolg führen, als sich mit diesen nur mündlich oder gedanklich auseinanderzusetzen. Deshalb lade ich Sie nachfolgend zu einer intensiven, schriftlichen Selbstreflexion ein! Sie können alles direkt im Buch notieren oder – falls Sie mehr Platz benötigen bzw. mit der eBook-Ausgabe arbeiten – Ihre Aufzeichnungen auf separaten Arbeitsblättern festhalten.

Wenn Sie das Buch zum ersten Mal lesen, lesen Sie einfach Seite für Seite weiter, ohne sich dabei einer Selbstreflexion zu widmen. Verschaffen Sie sich zunächst einmal einfach nur einen Überblick darüber, was auf Sie zukommt, wenn Sie sich diesem Übungsteil zu einem späteren Zeitpunkt widmen.

Wenn Sie alles gelesen haben, warten Sie mit der Selbstreflexion so lange, bis Sie wirklich Ruhe und Zeit haben, diese intensive Selbstbefragung durchzuführen. Machen Sie es sich dann gemütlich. Ziehen Sie sich zurück. Sorgen Sie dafür, dass Sie nicht gestört werden können. Sammeln Sie sich. Entspannen Sie sich.

Nehmen Sie sich vor, absolut offen und ehrlich zu sich selbst zu sein. Überprüfen Sie Ihre Antworten immer mehrmals und fragen Sie sich, ob diese wirklich Ihren innersten Überzeugungen entspringen, oder ob es sich dabei vielleicht um Aussagen handelt, die von Ihrer kognitiven Komfortzone in irgendeiner Form beeinflusst wurden. Sind Sie mit Ihren Antworten wirklich ehrlich zu sich selbst oder machen Sie sich nur selbst etwas vor? Spricht Ihr selbstbewusstes, selbstverantwortliches, sich selbst achtendes, sich selbst führendes, gesundes Selbst / Ihr wahres Ich (Ihr Oberhaupt) aus Ihnen oder eher andere innere Anteile, die Ihr wahres Ich / Ihr wahres Selbst (Ihr Oberhaupt) dominieren? Sie können nur zu wirklicher Klarheit und *kongruenten* Entscheidungen finden, wenn Sie stets aus der Rolle des Oberhauptes (Ihres wahren Ichs) heraus denken, fühlen und handeln.

Lassen Sie sich von Ihren anderen inneren Anteilen bzw. Stimmen beraten, aber lassen Sie sich nicht von ihnen beirren. Entscheiden Sie wirklich aus sich selbst / aus Ihrem wahren Ich heraus!

Das Einfühlen in innere Persönlichkeitsanteile
Wenn Sie aus der Rolle des Oberhauptes, also aus Ihrem wahren Ich heraus agieren möchten, ist es gut, wenn Sie sich zuvor in diesen Persönlichkeitsanteil „einfühlen", „hineinversetzen" oder wie man in Therapie, Beratung und Coaching sagt: „einrollen". Beispielsweise kann Ihnen das wie folgt gelingen: Atmen Sie langsam ein und aus. Entspannen Sie sich. Lassen Sie alles los. Machen Sie sich bewusst, dass eine Vielzahl innerer Anteile in Ihnen existiert. Stellen Sie sich vor, unter allen Anteilen gibt es nur einen, der Ihr wahres Ich / Ihr wahres Selbst (Ihr Oberhaupt) ist. Atmen Sie weiter langsam ein und aus. Denken Sie an Ihr wahres Ich. Stellen Sie sich vor, Sie sehen nun alles nur noch aus der Perspektive Ihres wahren Ichs. Sie machen sich bewusst, dass Sie das Oberhaupt aller anderen inneren Anteile sind. Atmen Sie weiter langsam ein und aus und seien Sie in Gedanken gelassen, weise, entspannt, unparteiisch, unbelastet, kooperativ, selbstbewusst und selbstführend. Sobald Sie sich eingefühlt / hineinversetzt / eingerollt haben, können Sie aus dieser Rolle heraus agieren.

Genauso können Sie vorgehen, wenn Sie sich in andere innere Persönlichkeitsanteile hineinversetzen wollen. Ganz egal, ob es dabei um einen traurigen, fröhlichen, kindlichen, kritischen oder sonstigen Anteil geht. Der Einfachheit halber werden in diesem Buch die inneren Anteile, die an Ihrem Nichtraucher-Vorhaben beteiligt sind, nur von drei Anteilen verkörpert. Wenn Sie sich also in den „Nicht-mehr-rauchen-Wollenden" oder in den „Weiterhin-rauchen-Wollenden" hineinversetzen möchten, funktioniert das Einfühlen / Einrollen im Großen und Ganzen genauso, wie es auf der vorangegangenen Seite für das „Oberhaupt" beschrieben wurde. Das kann z.B. wie folgt aussehen:

Wenn Sie aus der Rolle des „Nicht-mehr-rauchen-Wollenden" agieren möchten, ist es gut, wenn Sie sich zuvor in diesen Persönlichkeitsanteil „einfühlen", „hineinversetzen", „einrollen". Atmen Sie langsam ein und aus. Entspannen Sie sich. Lassen Sie alles los. Machen Sie sich bewusst, dass eine Vielzahl innerer Anteile bzw. innerer Stimmen in Ihnen existiert. Stellen Sie sich vor, unter allen Anteilen / inneren Stimmen gibt es einen, der nicht mehr rauchen möchte (in Wahrheit gibt es sicher mehrere Anteile bzw. Stimmen in Ihnen, die das nicht mehr möchten, aber diese wurden in diesem Buch und in dieser Metapher der Einfachheit halber zu einem Anteil / einer Stimme zusammengefasst). Nennen Sie ihn den „Nicht-mehr-rauchen-Wollenden". Atmen Sie weiter langsam ein und aus. Denken Sie an den „Nicht-mehr-rauchen-Wollenden". Stellen Sie sich vor, Sie sehen nun alles nur noch aus der Perspektive des „Nicht-mehr-rauchen-Wollenden". Machen Sie sich bewusst, dass Sie ein Anteil unter vielen sind. Atmen Sie weiter langsam ein und aus. Sobald Sie sich eingefühlt / hineinversetzt / eingerollt haben, können Sie aus dieser Rolle heraus agieren. Hören Sie, was Sie aus der Rolle dieses inneren Anteils heraus zu sagen haben. Oder mit anderen Worten: Sprechen Sie aus, was der „Nicht-mehr-rauchen-Wollende" zu sagen hat!

In die Rolle des „Weiterhin-rauchen-Wollenden" können Sie sich auf die gleiche Art und Weise hineinversetzen, einfühlen, einrollen.

REFLEXION 1

Wann und weshalb fing ich an zu rauchen? (1)
Wann fing ich mit dem Rauchen an? Was führte ursprünglich einmal dazu, dass ich mit dem Rauchen anfing? Wie kam es dazu? Wie genau war das damals?

Schreiben Sie alles, was Ihnen zu dieser Frage einfällt, auf. Seien Sie wirklich offen und ehrlich zu sich selbst!

_____

_____

_____

_____

_____

_____

_____

_____

_____

_____

_____

_____

Warum rauche ich immer noch? (1)

Was sind die Gründe, weshalb ich aktuell immer noch rauche? Oder warum glaube ich, immer noch rauchen zu müssen bzw. zu wollen?

Schreiben Sie alles, was Ihnen zu dieser Frage einfällt, auf. Seien Sie wirklich offen und ehrlich zu sich selbst!

_____

_____

_____

_____

_____

_____

_____

_____

_____

_____

_____

_____

_____

Warum ist es mir bisher nicht gelungen, aufzuhören? (1)
Was sind die Gründe, weshalb ich es bisher noch nicht versucht habe, mit dem Rauchen aufzuhören? Oder was sind die Gründe, weshalb alle meine bisher unternommenen Versuche, mir das Rauchen abzugewöhnen, scheiterten?

Schreiben Sie alles, was Ihnen zu dieser Frage einfällt, auf. Seien Sie wirklich offen und ehrlich zu sich selbst!

Welchen Nutzen hat das Rauchen für mich? (1)

Welche Vorteile bzw. welchen Nutzen hat das Rauchen für mich? Oder an welche Vorteile bzw. an welchen Nutzen des Rauchens glaube ich? Was bringt es mir?

Schreiben Sie alles, was Ihnen zu dieser Frage einfällt, auf. Seien Sie wirklich offen und ehrlich zu sich selbst!

_____

_____

_____

_____

_____

_____

_____

_____

_____

_____

_____

_____

_____

Welche Nachteile des Rauchens kenne ich? (1)
Wenn ich in aller Ruhe in mich gehe und offen und ehrlich zu mir selbst bin, welche Nachteile des Rauchens (für mich selbst und andere) werden mir dann bewusst?

Schreiben Sie alles, was Ihnen zu dieser Frage einfällt, auf. Seien Sie wirklich offen und ehrlich zu sich selbst!

_____

_____

_____

_____

_____

_____

_____

_____

_____

_____

_____

_____

_____

Bedeutet Nichtrauchen Verzicht für mich? (1)

Glaube ich, irgendwelche Opfer erbringen zu müssen, wenn ich dauerhaft zum Nichtraucher werden will? Welche Opfer sind das? Was muss ich opfern bzw. auf was glaube ich verzichten zu müssen? Wenn ich mir diese Fragen gestellt habe, erinnere ich mich daran, dass in diesem Buch geschildert wurde, weshalb Nichtrauchen in Wahrheit nichts mit Verzicht zu tun hat. Für das Nichtrauchen sind bei genauerer Betrachtung keine Opfer zu erbringen! Dann überlege ich: Wie kann ich mir selbst begreiflich machen, dass es keine Opfer gibt, die ich zu erbringen habe?

Schreiben Sie alles, was Ihnen zu dieser Frage einfällt, auf. Seien Sie wirklich offen und ehrlich zu sich selbst!

Befürchte ich Suchtverlagerungen? (1)
Fürchte ich mich vor Suchtverlagerungen bzw.
Ersatzbefriedigungen wie z.b. essen von Süßigkeiten oder Essen
allgemein oder Konsum von Alkohol, Medikamenten, Drogen oder
auch z.b. zu viel Arbeit, Online-Gaming, Glücksspiele, Sex etc.?
Wenn ich mir diese Fragen gestellt habe, erinnere ich mich daran,
dass in diesem Buch geschildert wurde, weshalb
Suchtverlagerungen bzw. Ersatzbefriedigungen nicht sein
müssen. Ich kann bewusst vorbeugen! Dann überlege ich: Wie
kann ich Suchtverlagerungen bzw. Ersatzbefriedigungen
vorbeugen?

Schreiben Sie alles, was Ihnen zu dieser Frage einfällt, auf. Seien
Sie wirklich offen und ehrlich zu sich selbst!

Befürchte ich Entzugserscheinungen? (1)

Rechne ich mit Entzugserscheinungen? Oder mit welchen Entzugserscheinungen rechne ich? Oder vor welchen Entzugserscheinungen fürchte ich mich? Wenn ich mir diese Fragen gestellt habe, erinnere ich mich daran, dass in diesem Buch geschildert wurde, weshalb ich mich nicht allzu sehr vor Entzugserscheinungen fürchten muss. Dann überlege ich: Wie kann ich meine Bedenken bezüglich Entzugserscheinungen minimieren?

Schreiben Sie alles, was Ihnen zu dieser Frage einfällt, auf. Seien Sie wirklich offen und ehrlich zu sich selbst!

REFLEXION 2

Welche Vorteile hat das Nichtrauchen für mich? (1)
Welche Vorteile, welchen Nutzen, welche Zugewinne erkenne
bzw. erwarte ich, wenn ich zum Nichtraucher werde bzw. wenn
ich Nichtraucher bin?

*Schreiben Sie alles, was Ihnen zu dieser Frage einfällt, auf. Seien
Sie wirklich offen und ehrlich zu sich selbst!*

_____

_____

_____

_____

_____

_____

_____

_____

_____

_____

_____

_____

Warum möchte ich mit dem Rauchen aufhören? (1)
Was sind die Gründe, weshalb ich mich mit diesem Buch
beschäftige und zum Nichtraucher werden möchte? Was sind
meine ganz persönlichen Motive, die wirklich meiner inneren
Überzeugung entsprechen und die ich selbstbewusst,
selbstachtend und selbstführend in den Fokus meines Denkens,
Fühlens und Handelns stellen sollte bzw. möchte?

*Schreiben Sie alles, was Ihnen zu dieser Frage einfällt, auf. Seien
Sie wirklich offen und ehrlich zu sich selbst!*

REFLEXION 3 – Rückschau auf Reflexion 1

Meine bisher gewonnenen Erkenntnisse (Teil 1)

Wann und weshalb fing ich an zu rauchen? (2)
Ich schaue mir meine zuvor getätigten Aufzeichnungen zu der
Frage, warum ich _damals_ mit dem Rauchen anfing, noch einmal in
Ruhe an und überlege dann:

1. Was sagt der „Nicht-mehr-rauchen-Wollende" in mir dazu?
   (Ich fühle mich zuvor in die Rolle dieses Anteils ein.)

2. Was sagt der „Weiterhin-rauchen-Wollende" in mir dazu?
   (Ich fühle mich zuvor in die Rolle dieses Anteils ein.)

3. Was sagt das „Oberhaupt" (mein wahres Ich) in mir, wenn es
   die beiden anderen Anteile angehört hat? Zu welchem
   Entschluss findet es dann?
   (Ich fühle mich zuvor in die Rolle dieses Anteils ein.)

Schreiben Sie das, was Ihre inneren Anteile zu sagen haben, auf!

_____

_____

_____

_____

_____

_____

_____

_____

_____

Warum rauche ich immer noch? (2)

Ich schaue mir meine zuvor getätigten Aufzeichnungen zu der Frage, warum ich *immer noch* rauche, noch einmal in Ruhe an und überlege dann:

1. Was sagt der „Nicht-mehr-rauchen-Wollende" in mir dazu? (Ich fühle mich zuvor in die Rolle dieses Anteils ein.)

2. Was sagt der „Weiterhin-rauchen-Wollende" in mir dazu? (Ich fühle mich zuvor in die Rolle dieses Anteils ein.)

3. Was sagt das „Oberhaupt" (mein wahres Ich) in mir, wenn es die beiden anderen Anteile angehört hat? Zu welchem Entschluss findet es dann? (Ich fühle mich zuvor in die Rolle dieses Anteils ein.)

Schreiben Sie das, was Ihre inneren Anteile zu sagen haben, auf!

_____

_____

_____

_____

_____

_____

_____

_____

_____

_____

_____

Warum ist es mir bisher nicht gelungen, aufzuhören? (2)
Ich schaue mir meine zuvor getätigten Aufzeichnungen zu der Frage, warum es mir *bisher* nicht gelang, mit dem Rauchen aufzuhören, noch einmal in Ruhe an und überlege dann:

1. Was sagt der „Nicht-mehr-rauchen-Wollende" in mir dazu? (Ich fühle mich zuvor in die Rolle dieses Anteils ein.)

2. Was sagt der „Weiterhin-rauchen-Wollende" in mir dazu? (Ich fühle mich zuvor in die Rolle dieses Anteils ein.)

3. Was sagt das „Oberhaupt" (mein wahres Ich) in mir, wenn es die beiden anderen Anteile angehört hat? Zu welchem Entschluss findet es dann? (Ich fühle mich zuvor in die Rolle dieses Anteils ein.)

Schreiben Sie das, was Ihre inneren Anteile zu sagen haben, auf!

_____

_____

_____

_____

_____

_____

_____

_____

_____

_____

_____

Welchen Nutzen hat das Rauchen für mich? (2)

Ich schaue mir meine zuvor getätigten Aufzeichnungen zu der Frage, welchen Nutzen das Rauchen *gegenwärtig* für mich hat, noch einmal in Ruhe an und überlege dann:

1. Was sagt der „Nicht-mehr-rauchen-Wollende" in mir dazu?
   (Ich fühle mich zuvor in die Rolle dieses Anteils ein.)

2. Was sagt der „Weiterhin-rauchen-Wollende" in mir dazu?
   (Ich fühle mich zuvor in die Rolle dieses Anteils ein.)

3. Was sagt das „Oberhaupt" (mein wahres Ich) in mir, wenn es die beiden anderen Anteile angehört hat? Zu welchem Entschluss findet es dann?
   (Ich fühle mich zuvor in die Rolle dieses Anteils ein.)

Schreiben Sie das, was Ihre inneren Anteile zu sagen haben, auf!

Welche Nachteile des Rauchens kenne ich? (2)
Ich schaue mir meine zuvor getätigten Aufzeichnungen zu der Frage, welche Nachteile des Rauchens ich kenne, noch einmal in Ruhe an und überlege dann:

1. Was sagt der „Nicht-mehr-rauchen-Wollende" in mir dazu?
    (Ich fühle mich zuvor in die Rolle dieses Anteils ein.)

2. Was sagt der „Weiterhin-rauchen-Wollende" in mir dazu?
    (Ich fühle mich zuvor in die Rolle dieses Anteils ein.)

3. Was sagt das „Oberhaupt" (mein wahres Ich) in mir, wenn es die beiden anderen Anteile angehört hat? Zu welchem Entschluss findet es dann?
    (Ich fühle mich zuvor in die Rolle dieses Anteils ein.)

Schreiben Sie das, was Ihre inneren Anteile zu sagen haben, auf!

_____

_____

_____

_____

_____

_____

_____

_____

_____

_____

_____

Bedeutet Nichtrauchen Verzicht für mich? (2)

Ich schaue mir meine zuvor getätigten Aufzeichnungen zu der Frage, ob Nichtrauchen Verzicht für mich bedeutet und meine Gedanken dazu, noch einmal in Ruhe an und überlege dann:

1. Was sagt der „Nicht-mehr-rauchen-Wollende" in mir dazu? (Ich fühle mich zuvor in die Rolle dieses Anteils ein.)

2. Was sagt der „Weiterhin-rauchen-Wollende" in mir dazu? (Ich fühle mich zuvor in die Rolle dieses Anteils ein.)

3. Was sagt das „Oberhaupt" (mein wahres Ich) in mir, wenn es die beiden anderen Anteile angehört hat? Zu welchem Entschluss findet es dann? (Ich fühle mich zuvor in die Rolle dieses Anteils ein.)

Schreiben Sie das, was Ihre inneren Anteile zu sagen haben, auf!

_____

_____

_____

_____

_____

_____

_____

_____

_____

_____

_____

Befürchte ich Suchtverlagerungen? (2)

Ich schaue mir meine zuvor getätigten Aufzeichnungen zu der Frage, mit welchen Suchtverlagerungen ich rechne und meine Gedanken dazu, noch einmal in Ruhe an und überlege dann:

1. Was sagt der „Nicht-mehr-rauchen-Wollende" in mir dazu? (Ich fühle mich zuvor in die Rolle dieses Anteils ein.)

2. Was sagt der „Weiterhin-rauchen-Wollende" in mir dazu? (Ich fühle mich zuvor in die Rolle dieses Anteils ein.)

3. Was sagt das „Oberhaupt" (mein wahres Ich) in mir, wenn es die beiden anderen Anteile angehört hat? Zu welchem Entschluss findet es dann? (Ich fühle mich zuvor in die Rolle dieses Anteils ein.)

Schreiben Sie das, was Ihre inneren Anteile zu sagen haben, auf!

Befürchte ich Entzugserscheinungen? (2)

Ich schaue mir meine zuvor getätigten Aufzeichnungen zu der Frage, ob ich Entzugserscheinungen befürchte und meine Gedanken dazu, noch einmal in Ruhe an und überlege dann:

1. Was sagt der „Nicht-mehr-rauchen-Wollende" in mir dazu? (Ich fühle mich zuvor in die Rolle dieses Anteils ein.)

2. Was sagt der „Weiterhin-rauchen-Wollende" in mir dazu? (Ich fühle mich zuvor in die Rolle dieses Anteils ein.)

3. Was sagt das „Oberhaupt" (mein wahres Ich) in mir, wenn es die beiden anderen Anteile angehört hat? Zu welchem Entschluss findet es dann? (Ich fühle mich zuvor in die Rolle dieses Anteils ein.)

Schreiben Sie das, was Ihre inneren Anteile zu sagen haben, auf!

REFLEXION 4 – Rückschau auf Reflexion 2

Meine bisher gewonnenen Erkenntnisse (Teil 2)

Welche Vorteile hat das Nichtrauchen für mich? (2)
Ich schaue mir meine zuvor getätigten Aufzeichnungen zu der Frage, welche Vorteile das Nichtrauchen für mich hat, noch einmal in Ruhe an und überlege dann:

1. Was sagt der „Nicht-mehr-rauchen-Wollende" in mir dazu? (Ich fühle mich zuvor in die Rolle dieses Anteils ein.)
2. Was sagt der „Weiterhin-rauchen-Wollende" in mir dazu? (Ich fühle mich zuvor in die Rolle dieses Anteils ein.)
3. Was sagt das „Oberhaupt" (mein wahres Ich) in mir, wenn es die beiden anderen Anteile angehört hat? Zu welchem Entschluss findet es dann? (Ich fühle mich zuvor in die Rolle dieses Anteils ein.)

Schreiben Sie das, was Ihre inneren Anteile zu sagen haben, auf!

_____

_____

_____

_____

_____

_____

_____

_____

Warum möchte ich mit dem Rauchen aufhören? (2)

Ich schaue mir meine zuvor getätigten Aufzeichnungen zu der Frage, warum ich mit dem Rauchen aufhören möchte, noch einmal in Ruhe an und überlege dann:

1. Was sagt der „Nicht-mehr-rauchen-Wollende" in mir dazu? (Ich fühle mich zuvor in die Rolle dieses Anteils ein.)

2. Was sagt der „Weiterhin-rauchen-Wollende" in mir dazu? (Ich fühle mich zuvor in die Rolle dieses Anteils ein.)

3. Was sagt das „Oberhaupt" (mein wahres Ich) in mir, wenn es die beiden anderen Anteile angehört hat? Zu welchem Entschluss findet es dann? (Ich fühle mich zuvor in die Rolle dieses Anteils ein.)

Schreiben Sie das, was Ihre inneren Anteile zu sagen haben, auf!

_____

_____

_____

_____

_____

_____

_____

_____

_____

_____

REFLEXION 5

Was meine Persönlichkeitsanteile noch nicht gesagt haben

Was hat der „Nicht-mehr-rauchen-Wollende" noch zu sagen?
Gibt es noch etwas, das der „Nicht-mehr-rauchen-Wollende" in mir bisher noch nicht gesagt hat? Was möchte er unbedingt noch mitteilen?

Fühlen Sie sich in die Rolle des „Nicht-mehr-rauchen-Wollenden" ein, hören Sie, was er zu sagen hat, sprechen Sie es aus und schreiben Sie es auf!

_____

_____

_____

_____

_____

_____

_____

_____

_____

_____

Was hat der „Weiterhin-rauchen-Wollende" noch zu sagen?
Gibt es noch etwas, das der „Weiterhin-rauchen-Wollende" in mir
bisher noch nicht gesagt hat? Was möchte er unbedingt noch
mitteilen?

*Fühlen Sie sich in die Rolle des „Weiterhin-rauchen-Wollenden"
ein, hören Sie, was er zu sagen hat, sprechen Sie es aus und
schreiben Sie es auf!*

_____

_____

_____

_____

_____

_____

_____

_____

_____

_____

_____

_____

_____

_____

Was hat das „Oberhaupt" (mein wahres Ich) noch zu sagen?
Gibt es noch etwas, das das „Oberhaupt" (der Anteil in mir, der
mein wahres Ich abbildet) bisher noch nicht gesagt hat? Was
möchte ich als Oberhaupt all meiner inneren Anteile unbedingt
noch mitteilen? Auch in Bezug auf das, was soeben der „Nicht-
mehr-rauchen-Wollende" und der „Weiterhin-rauchen-Wollende"
noch unbedingt zu sagen hatten!

*Fühlen Sie sich in die Rolle des „Oberhauptes" ein, hören Sie,
was Ihr wahres Ich zu sagen hat, sprechen Sie es aus und
schreiben Sie es auf!*

_____

_____

_____

_____

_____

_____

_____

_____

_____

_____

_____

_____

REFLEXION 6

Alle meine bisher gewonnenen Einsichten und Erkenntnisse
Auf den zurückliegenden Seiten habe ich mir viele Fragen gestellt. Wann und weshalb fing ich an zu rauchen? Warum rauche ich immer noch? Warum ist es mir bisher nicht gelungen, aufzuhören? Welchen Nutzen hat das Rauchen für mich? Welche Nachteile des Rauchens kenne ich? Bedeutet Nichtrauchen Verzicht für mich? Befürchte ich Suchtverlagerungen? Befürchte ich eventuell Entzugserscheinungen? Und viele anderer Fragen mehr!

Und schließlich auch: Welche Vorteile hat das Nichtrauchen für mich? Möchte ich wirklich mit dem Rauchen aufhören oder möchte ich doch lieber weiterrauchen? Warum möchte ich mit dem Rauchen aufhören? Oder warum möchte ich nicht mit dem Rauchen aufhören?

Ich habe mich gedanklich und gefühlsmäßig in die Rolle meines wahren Ichs versetzt und aus dieser übergeordneten Position heraus dem „Nicht-mehr-rauchen-Wollenden" in mir sowie dem „Weiterhin-rauchen-Wollenden" in mir zugehört.

Wenn ich mir meine schriftlich festgehaltenen Aufzeichnungen über das Für und Wider sowie sämtliche Überlegungen zu allen Fragen, die ich mir bisher gestellt habe, noch einmal in Ruhe anschaue, zu welchen Einsichten und Erkenntnissen finde ich dann?

Fühlen Sie sich in die Rolle des „Oberhauptes" ein, widmen Sie sich nochmals den behandelten Fragen, Themen, Antworten und Einsichten der vorangegangen Selbstreflexionen. Hören Sie, was Ihr Oberhaupt / Ihr wahres Ich zusammenfassend dazu zu sagen hat, sprechen Sie es aus und schreiben Sie Ihre Erkenntnisse auf!

REFLEXION 7

Das Ergebnis meiner Selbstreflexion

In der Rolle meines weisen, neutralen, selbstachtenden, selbstverantwortlichen, selbstliebenden und selbstführenden Oberhauptes (meines wahren Ichs) komme ich nach meiner gründlichen Selbstreflexion zu der folgenden – mit mir selbst übereinstimmenden – Überzeugung:

1. Ich entscheide mich hier und jetzt schon einmal dazu, in naher Zukunft Nichtraucher zu werden und bereite mich mit der nachfolgenden Hilfestellung dieses Buches in den nächsten Tagen und/oder Wochen ganz bewusst und selbstführend auf die Rauchentwöhnungsphase vor. An dem Tag, an dem ich meine letzte Zigarette rauchen werde, entscheide ich mich dann ganz klar dafür, für immer Nichtraucher sein!

2. Ich entscheide mich hier und jetzt dazu, weiterhin Raucher zu bleiben. Es gibt für mich keine nennenswerten Begründungen, weshalb ich mit dem Rauchen aufhören sollte!

3. Ich kann mich noch nicht entscheiden. Ich werde die Selbstreflexion noch einmal wiederholen und dann darüber entscheiden, ob ich Nichtraucher sein möchte oder nicht!

Für was haben Sie sich entschieden? Wenn Ihre Wahl auf die Vorbereitung der Rauchentwöhnung gefallen ist, weil Sie in absehbarer Zeit mit dem Rauchen aufhören möchten, können Sie sich nun dem nachfolgenden Kapitel mit der Überschrift „Die Vorbereitung auf die letzte Zigarette" widmen!

DIE VORBEREITUNG AUF DIE LETZTE ZIGARETTE

Rückfall-Prävention

Um auf die letzte Zigarette bzw. die Rauchentwöhnung gut vorbereitet zu sein, gilt es nun, noch einige abschließende Überlegungen zu gewissen Vorkehrungen zu treffen. Es geht zunächst einmal darum, die bevorstehende Entscheidung zu unterstützen, Nichtraucher zu werden und für immer zu bleiben. Es lohnt sich, diese Entscheidung im Vorhinein zu bekräftigen und gegen eventuelle Rückfälle in schwachen Momenten abzusichern.

Vorkehrung Nr. 1 – Günstigen Zeitpunkt bestimmen

Wählen Sie einen geeigneten Zeitpunkt für Ihre Rauchentwöhnung. Je nachdem, wie Ihre individuellen Gegebenheiten gerade aussehen und wie Sie Ihre aktuelle Lebenssituation nach Ihrer Selbstreflexion einschätzen, kann es sinnvoll sein, zuvor genau zu überlegen, wann Sie für den Erfolg Ihres Vorhabens die günstigsten Voraussetzungen vorfinden. Wenn Sie aktuell sehr viel Stress um die Ohren haben, und/oder wenn Ihnen die bevorstehende Rauchentwöhnungsphase nicht gerade als die allereinfachste Übung erscheint, dann ist es vielleicht besser, mit der Rauchentwöhnung noch bis zu einem geeigneteren Zeitpunkt zu warten. Vielleicht bis zum nächsten Urlaub? Was meinen Sie dazu? Wann wäre der Zeitpunkt für Sie am günstigsten?

Schreiben Sie Ihre Überlegungen dazu auf!

_____

_____

_____

_____

_____

Vorkehrung Nr. 2 – Schwachen Momenten vorbeugen

Die klare Entscheidung treffen zu können, mit dem Rauchen aufzuhören, ist schon mal sehr viel Wert. Wenn es wirklich eine klare Entscheidung ist, reicht das bereits, um erfolgreich mit dem Rauchen aufzuhören. Dennoch kann es zu unvorhergesehenen Ereignissen und schwachen Momenten kommen, in denen die Entscheidung etwas ins Wanken gerät. Deshalb lohnt es sich, vorab noch zu überlegen, was geschehen könnte oder in welchen Momenten Sie eventuell schwächeanfällig sind.

Zum einen gilt es, sich zuvor schon zu überlegen, wie man standhaft bleiben möchte, wenn es zu solchen etwaigen Geschehnissen kommen sollte. Zum anderen gilt es, sich vorab schon mal darüber klar zu werden, welche Situationen besonders dazu verführen könnten, rückfällig zu werden und diese dann eine gewisse Zeit lang zu meiden. Beispielsweise könnte unerwartet in Ihrem Urlaub Ihr Chef anrufen und Stress in Ihnen auslösen. Dann wäre es gut, wenn Sie sich vorab geschworen haben, sich durch nichts und niemanden vom Nichtrauchen abbringen zu lassen. Oder Sie haben hin und wieder mit Rauchern zu tun. Entweder geschäftlich oder privat. Dann wäre es gut, wenn Sie diese Raucher darüber informieren, dass Sie nicht mehr rauchen. Sie sollten sie vielleicht sogar um Unterstützung bitten und auch darum, Rücksicht auf Sie zu nehmen.

Oder vielleicht wissen Sie, dass Sie schwach werden könnten, wenn Sie in geselliger Runde sind oder wenn Sie Alkohol trinken etc. Dann wäre es sinnvoll, keinen Alkohol zu Hause zu haben und die Rauchentwöhnung nicht gerade in die Zeit einer wichtigen Familienfeier oder einer großen Geburtstagsparty zu legen. Es kann sehr sinnvoll sein, Situationen, in denen es zu schwachen Momenten kommen könnte, generell für mindestens zwei bis drei Wochen zu meiden.

Auch ist es dringend anzuraten, keine Zigaretten zu Hause oder am Arbeitsplatz zu behalten. In schwachen Momenten sollten Zigaretten nicht im Handumdrehen zu beschaffen sein.

Was meinen Sie dazu? *Schreiben Sie Ihre Überlegungen auf!*

_____

_____

_____

_____

_____

_____

_____

_____

_____

_____

_____

_____

_____

_____

_____

_____

Vorkehrung Nr. 3 – Leitspruch zur mentalen Aufrichtung
Um einem schwachen Moment und einem Rückfall noch intensiver vorzubeugen, lohnt es sich, wenn Sie sich zuvor einen Leitspruch überlegen, mit dem Sie sich in einem schwachen Moment wieder mental aufrichten und stärken können. Diesen Leitspruch sollten Sie auswendig lernen, damit Sie ihn bei Bedarf schnell und einfach abrufen können. Um Ihnen die Überlegungen dazu zu erleichtern, biete ich Ihnen nachfolgend solch einen Leitspruch als Vorlage an. Sie können diesen genau so, wie ich ihn vorformuliert habe, verwenden, oder Sie nehmen ihn nur als groben Entwurf und wandeln ihn so ab, dass er für Sie ganz persönlich besser passt.

Leitspruch zur mentalen Aufrichtung
Immer dann, wenn Sie einen schwachen Moment haben und in Versuchung geraten, erinnern Sie sich an Ihren Leitspruch, mit dem Sie sich mental wieder aufrichten und sich selbst treu bleiben.

Mein Leitspruch in schwachen Momenten lautet:

Ich habe sehr gute Gründe dafür gefunden, nie mehr wieder zu rauchen. Wenn ich jetzt doch wieder zu einer Zigarette greife, werde ich es hinterher ganz gewiss bereuen. Ich besitze genügend Selbstachtung und Selbstführung, um meinem festen Entschluss, Nichtraucher zu sein, treu zu bleiben! Ich rauche nie mehr!

Vorkehrung Nr. 4 – Trainingsblatt zur Fokussierung

Um die wichtigsten bei der Selbstreflexion gewonnen Einsichten und Erkenntnisse dauerhaft im Bewusstsein zu verankern, lohnt es, sich diese eine gewisse Zeit lang täglich neu vor Augen zu führen.

Das lässt sich am einfachsten erreichen, wenn Sie sich ein Trainingsblatt zur täglichen Motivation und Fokussierung erstellen. Das ist im Grunde recht einfach. Sie nehmen ein DinA4-Blatt und notieren darauf in Stickpunkten, alle wichtigen Einsichten, Erkenntnisse und zielführenden Gedanken.

Dieses Trainingsblatt nehmen Sie für mindestens zwei bis drei Wochen einmal bis zweimal täglich zur Hand und lesen es ganz bewusst und aufmerksam durch. Lesen Sie langsam. Lassen Sie jedes Wort in Ihrem Bewusstsein ankommen. Es geht nicht darum, das Lesen dieses Trainingsblattes mindestens einmal oder zweimal täglich hinter sich zu bringen, sondern darum, dass sich alles, was darauf geschrieben steht, mehr und mehr in Ihrem Bewusstsein verankert.

Um Ihnen die Erstellung dieses Trainingsblattes zu erleichtern, biete ich Ihnen nachfolgend eine Vorlage an. Sie können die Vorlage genau so, wie ich sie Ihnen vorformuliert habe, verwenden, oder Sie nehmen sie nur als groben Entwurf und wandeln sie so ab, dass sie für Sie ganz persönlich besser passt.

Trainingsblatt zur täglichen Motivation und Fokussierung

Ich werde nie wieder rauchen, weil ich folgende Nachteile des Rauchens für mich erkannt habe:

- Ich habe erkannt, Rauchen schadet meiner Gesundheit und verkürzt vermutlich mein Leben.

- Ich habe erkannt, Rauchen ist mir zu teuer.

- Ich habe erkannt, Rauchen macht mich weder frei, cool und sexy, noch hilft es mir in Wahrheit gegen Langeweile, Alleinsein, Stress etc. und realistisch betrachtet beschert es auch keine Lebensfreude, keine Entspannung, keinen Genuss, kein Selbstbewusstsein etc. Alle Vorteile, die das Rauchen angeblich für mich haben kann, habe ich bei genauerem Hinsehen als Augenwischereien meines Bequemlichkeits- und Komfortzonendenkens entlarvt.

Ich werde nie wieder rauchen, weil ich folgende Vorteile des Nichtrauchens für mich erkannt habe:

- Ich tue damit etwas Wesentliches für meine Gesundheit. Das Nichtrauchen wirkt sich positiv auf meine Haut, meine Lunge, mein Herz-Kreislauf-System, meine Gefäße und inneren Organe, sowie auch auf meine Lebenserwartung etc. aus.

- Ich selbst (mein Atem, meine Haare, meine Haut) sowie meine Wohnung, meine Sachen, meine Kleidung etc. riechen nicht mehr nach abgestandenem Zigarettenqualm.

- Ich habe mehr Geld für anderes übrig. Ich kann mein Geld für Sinnvolleres ausgeben.

- Ich bin als Nichtraucher ein Vorbild für andere.

- Ich bin als Nichtraucher frei von meinem Suchtverhalten und dessen negativen Auswirkungen.

- Ich fördere mit dem Nichtrauchen die Entwicklung meiner Selbstachtung und Selbstführung. Diese Stärkung meiner Persönlichkeitsanteile wird sich positiv auf mich und mein Leben auswirken und weitere positive Entwicklungen nach sich ziehen.

Sucht- und Gewohnheitsverlagerungen vermeide ich wie folgt:

- Ich ernähre mich gesund und bewusst. Das heißt:

  o erstens: ich nehme nur (oder überwiegend) gesunde Speisen und Getränke zu mir.

  o zweitens: ich esse regelmäßig vier oder fünf kleinere Mahlzeiten pro Tag. Zwischen den Malzeiten trinke ich nur Wasser und esse keine Süßigkeiten, Chips oder sonstigen Naschereien bzw. Knabbereien.

- Ich verwende für die Rauchentwöhnung keine Ersatzprodukte wie nikotinhaltige Kaugummis, Pflaster etc. und auch keine Medikamente, E-Zigaretten etc. Ich sorge damit ganz bewusst dafür, nicht von anderen Produkten abhängig zu werden.

- Ich trinke während der Rauchentwöhnung keinen Alkohol. Nach der Rauchentwöhnung trinke ich ganz bewusst nicht mehr Alkohol als ich zuvor bereits getrunken habe. Eher im Gegenteil achte ich auf einen bewussten, vernünftigen Umgang mit Alkohol.

- Ich trinke während der Rauchentwöhnung nicht mehr koffein- bzw. teeinhaltige Getränke wie z.B. Kaffee, schwarzen oder grünen Tee, als ich zuvor getrunken habe. Falls ich zuvor eher zu viel davon getrunken habe, trinke ich koffein- und teeinhaltige Getränke während und nach der Rauchentwöhnung möglichst in bewussterem Maße.

- Ich achte auch darauf, es nicht zu übertreiben mit:

  o Zu viel Arbeit.

  o Zu viel Fernsehen.

  o Zu viel Shopping.

  o Zu viel Computer-Gaming.

  o Zu viel Sex.

  o Zu viel von sonst was.

Als Nichtraucher zu scheitern, ist für mich keine Option, unter anderem, weil ich folgende Vorkehrungen getroffen habe:

- Ich habe den Zeitpunkt, an dem ich mich dazu entschied, zum Nichtraucher zu werden, ganz bewusst gewählt. Ich habe auf diese Weise für einen guten Start in die Rauchentwöhnung gesorgt.

- Ich habe mich selbstachtend und selbstführend klar dazu entschieden Nichtraucher zu sein. Ich versuche nicht, zum Nichtraucher zu werden, sondern ich habe mich klar dazu entschieden. Ich bin Nichtraucher!

- Ich habe mir im Vorfeld überlegt, in welchen Situationen ich eventuell in Versuchung geraten könnte, nach einer Zigarette zu greifen, und achte in den ersten zwei bis drei Wochen verstärkt darauf, solche Situationen zu meiden oder ganz bewusst als Nichtraucher in sie hineinzugehen!

- Ich kenne meinen Leitspruch zur mentalen Aufrichtung in schwachen Momenten auswendig. Ganz bewusst werde ich mich in schwachen Momenten an ihn erinnern, ihn in Gedanken zitieren, meine Aufmerksamkeit damit wieder auf das Wesentliche lenken sowie dabei meine Selbstachtung und Selbstführung festigen.

- Ich lese mein Trainingsblatt zur täglichen Motivation und Fokussierung mindestens einmal bis zweimal täglich langsam und bewusst durch. Ich lasse dabei jedes einzelne Wort in meinem Bewusstsein ankommen. Ich sorge auf diese Weise aktiv dafür, dass ich fokussiert bleibe.

Ich bin Nichtraucher und werde es für immer sein! Dafür stehe ich ein. Dafür übernehme ich die Verantwortung. Ich kann mich diesbezüglich auf mich selbst verlassen. Ich vertraue mir!

Ich rauche nie mehr, und zwar, weil ich mich nach reiflicher Überlegung und aus sehr guten Gründen dazu entschieden habe!

DIE LETZTE ZIGARETTE

Entscheiden und Fokussieren

Wenn Sie das Buch nicht nur einmal gelesen, sondern bereits die Selbstreflexionen, Ausarbeitungen und Vorkehrungen durchgeführt und vorbereitet haben, geht es nun nur noch darum zu warten, bis der von Ihnen für die Rauchentwöhnung vorbestimmte Tag kommt, an dem Sie Ihre letzte Zigarette rauchen möchten. Es ist der von Ihnen bestimmte und vorausgeplante Starttermin in Ihr neues, gesünderes, *kongruenteres* Leben. Der Tag, an dem Sie die Entscheidung treffen, Ihre letzte Zigarette zu rauchen und danach für immer Nichtraucher zu sein. Alles, was Sie dann noch zu tun haben, ist, sich eine gewisse Zeit lang täglich Ihr Trainingsblatt zur täglichen Motivation und Fokussierung zur Hand zu nehmen, es jeweils langsam, konzentriert und bewusst durchzulesen und sich selbst treu zu bleiben.

Die letzte Zigarette rauchen

Machen Sie die letzten fünf Minuten Ihres Raucherdaseins, also die Zeit, in der Sie Ihre letzte Zigarette rauchen, zu einem ganz besonderen Ereignis. Nehmen Sie sich bewusst Zeit dafür. Zünden Sie sich Ihre letzte Zigarette – sehr gerne auch im Beisein guter Freunde – an. Genießen Sie den Moment, denken Sie an die positiven Gründe, weshalb Sie sich klar dazu entschlossen haben, mit dem Rauchen aufzuhören, freuen Sie sich auf Ihr neues, gesünderes Leben und auf die Dinge, die Sie sich ab diesem Tag für das gesparte Geld kaufen können.

Wenn Sie möchten, bewahren Sie Ihre letzte Zigarette in einem beschrifteten Schraubglas auf. Oder Sie machen einfach ein Foto von ihr, nachdem Sie sie ausgedrückt haben, oder was immer Sie sonst damit tun möchten. Sie können sie aber auch einfach wegwerfen. Aus den Augen, aus dem Sinn! Den Blick nur noch nach vorne gerichtet!

Entschieden und fokussiert bleiben

Jetzt gilt es, für etwa zwei bis drei Wochen entschieden und fokussiert zu bleiben. Dabei hilft Ihnen Ihr Trainingsblatt zur täglichen Motivation und Fokussierung! Je öfter Sie Ihr Trainingsblatt zur Hand nehmen und je bewusster Sie es lesen, desto intensiver werden sich die Inhalte in Ihrem Bewusstsein verankern. Und je mehr sich die Inhalte in Ihrem Bewusstsein verankern, desto eher werden sich diese auf Ihr Denken, Fühlen und Handeln auswirken. Ihr Trainingsblatt zur täglichen Motivation und Fokussierung werden Sie bald nicht mehr brauchen. Sie sind dann Nichtraucher, auch ohne sich täglich neu daran erinnern zu müssen.

Gutes Gelingen und alles Gute für Ihren weiteren Lebensweg

wünscht Ihnen – Ihr Ralf Hillmann

Über den Autor

Mein Name ist Ralf Hillmann, 1965 wurde ich in Kassel geboren. Heute lebe und arbeite ich als Autor und Psychologischer Berater in Rödermark bei Frankfurt am Main. Mit meiner Arbeit als Coach unterstütze ich seit 2013 Paare und Einzelpersonen in Lebenskrisen beim Entwickeln von Lösungen. Dabei geht es immer auch um die Aktivierung von Kompetenzen, Ressourcen und 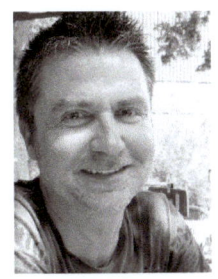 die Erforschung neuer Perspektiven. Ich begleite Ratsuchende mit professioneller psychologischer Interventionsmethodik dabei, Probleme und Krisen zu bewältigen; kognitive und emotionale Überforderungen (Verwirrungen, Verzerrungen und Dissonanzen) zu analysieren; Gedanken und Gefühle zu sortieren; neue Denk- und Handlungsspielräume zu erobern; nach vorne zu blicken; Ziele zu benennen und Lösungswege zu finden, die ganz speziell zu ihrem individuellen Persönlichkeitspotenzial passen.

Neben meiner Spezialisierung im Bereich Paarberatung und Raucherentwöhnung können die Themenfelder meiner Beratungsarbeit z.B. auch folgende sein: Krisen in zwischenmenschlichen Beziehungen wie Probleme mit Familie, Freundschaft, Partnerschaft etc.; Lebensabschnittskrisen wie Probleme mit dem Alter oder sonstige Krisen im Privatleben wie Probleme rund um das Thema Liebe; Probleme mit Einsamkeit, Alleinsein, Unausgefülltsein und Sehnsucht; Probleme rund um Selbstwert und Selbstbewusstsein; Probleme rund um Sinn, Sinnfindung, Suche nach Veränderung, Zielen, Visionen etc.

Meine Qualifikation: Staatlich geprüfte und zugelassene Ausbildung zum Psychologischen Berater und Personal Coach; permanente Weiterqualifizierung; langjährige Berufserfahrung.

Ralf Hillmann

Rödermark, im März 2022

Quellennachweise zu den Nachteilen des Rauchens
www.krebsgesellschaft.de
www.bundesgesundheitsministerium.de
www.lungeninformationsdienst.de
https://de.wikipedia.org/wiki/Tabakrauch